全国高职高专院校"十三五"医疗器械规划教材

医用生命支持设备

（供医疗器械类专业使用）

主　编　唐　睿　周雪峻
副主编　王　戬　郑志刚　魏贤莉　蒋求生
编　者　（以姓氏笔画为序）
　　　　王　戬（济南护理职业学院）
　　　　师维超（山东威高医疗控股有限公司）
　　　　朱　宇［威高日机装（威海）透析机器有限公司］
　　　　许海兵（江苏医药职业学院）
　　　　杨　磊（上海名迈教育科技有限公司）
　　　　周　璇（安徽医学高等专科学校）
　　　　周雪峻［江苏联合职业技术学院南京卫生分院（南京卫生学校）］
　　　　郑志刚［山东医学高等专科学校（济南）］
　　　　祖阳阳（毕节医学高等专科学校）
　　　　唐　睿（山东药品食品职业学院）
　　　　董　斌（威海威高血液净化中心）
　　　　蒋求生（湘潭医卫职业技术学院）
　　　　程义民（山东药品食品职业学院）
　　　　魏贤莉（广东食品药品职业学院）

中国健康传媒集团
中国医药科技出版社

内 容 提 要

本教材为"全国高职高专院校'十三五'医疗器械规划教材"之一，系根据本套教材的编写指导思想和原则要求，结合专业培养目标和本课程的教学目标、内容与任务要求编写而成。本教材结合当前国内医疗单位使用实际和相关专业岗位要求，对职业岗位所需知识和能力结构进行了设计与编排，从临床知识及应用入手，以血液透析机、人工心肺机、呼吸机、麻醉机、输液泵、婴儿培养箱、心脏起搏器等常见医用生命支持类设备结构、工作原理为主线，重点分析上述设备的结构、原理、维护技能及质量控制等。本教材为书网融合教材，即纸质教材有机融合电子教材、教学配套资源（PPT、微课、视频等）、题库系统、数字化教学服务（在线教学、在线作业、在线考试）。

本教材可供高等职业院校医疗器械类专业、药学类专业和医学类专业使用，也适用于医疗器械和药品监管、生产和经营行业领域培训。

图书在版编目（CIP）数据

医用生命支持设备 / 唐睿，周雪峻主编 . —北京：中国医药科技出版社，2020.6

全国高职高专院校"十三五"医疗器械规划教材

ISBN 978-7-5214-1833-0

Ⅰ.①医⋯　Ⅱ.①唐⋯②周⋯　Ⅲ.①应急生命维持系统－高等职业教育－教材　Ⅳ.①TH789

中国版本图书馆 CIP 数据核字（2020）第 082931 号

美术编辑　陈君杞

版式设计　南博文化

出版　**中国健康传媒集团** | 中国医药科技出版社

地址　北京市海淀区文慧园北路甲 22 号

邮编　100082

电话　发行：010-62227427　邮购：010-62236938

网址　www.cmstp.com

规格　889 × 1194mm $^1/_{16}$

印张　9 $^1/_2$

字数　232 千字

版次　2020 年 6 月第 1 版

印次　2020 年 6 月第 1 次印刷

印刷　三河市万龙印装有限公司

经销　全国各地新华书店

书号　ISBN 978-7-5214-1833-0

定价　**29.00 元**

获取新书信息、投稿、为图书纠错，请扫码联系我们。

全国高职高专院校"十三五"医疗器械规划教材

出版说明

为深入贯彻落实《国家职业教育改革实施方案》和《关于推进高等职业教育改革创新引领职业教育科学发展的若干意见》等文件精神,不断推动职业教育教学改革,推进信息技术与职业教育融合,规范和提高我国高职高专院校医疗器械类专业教学质量,满足行业人才培养需求,在教育部、国家药品监督管理局的领导和支持下,在全国食品药品职业教育教学指导委员会医疗器械专业委员会主任委员、上海健康医学院唐红梅等专家的指导和顶层设计下,中国医药科技出版社组织全国70余所高职高专院校及其附属医疗机构150余名专家、教师精心编撰了全国高职高专院校"十三五"医疗器械规划教材,该套教材即将付梓出版。

本套教材包括高职高专院校医疗器械类专业理论课程主干教材共计10门,主要供医疗器械相关专业教学使用。

本套教材定位清晰、特色鲜明,主要体现在以下方面。

一、编写定位准确,体现职教特色

教材编写专业定位准确,职教特色鲜明,突出高职教材的应用性、适用性、指导性和创造性。教材编写以高职高专医疗器械类专业的人才培养目标为导向,以职业能力的培养为根本,融传授知识、培养能力、提高素质为一体,突出了"能力本位"和"就业导向"的特色,重视培养学生创新、获取信息及终身学习的能力,满足培养高素质技术技能型人才的需要。

二、坚持产教融合,校企双元开发

强化行业指导、企业参与,广泛调动社会力量参与教材建设,鼓励"双元"合作开发教材,注重吸收行业企业技术人员、能工巧匠等深入参与教材编写。教材内容紧密结合行业发展新趋势和新时代行业用人需求,及时吸收产业发展的新技术、新工艺、新规范,满足医疗器械行业岗位培养需求,对接行业岗位技能要求,为学生后续发展奠定必要的基础。

三、遵循教材规律,注重"三基""五性"

遵循教材编写的规律,坚持理论知识"必需、够用"为度的原则,体现"三基""五性""三特定"的特征。结合高职高专教育模式发展中的多样性,在充分体现科学性、思想性、先进性的基础上,教材建设考虑了其全国范围的代表性和适用性,兼顾不同院校学生的需求,满足多数院校的教学需要。

四、创新编写模式,强化实践技能

在保持教材主体完整的基础上,设置"知识目标""能力目标""案例导入""拓展阅读""习题"等模块,以培养学生的自学能力、分析能力、实践能力、综合应用能力和创新能力,增强教材的实用性和可读性。教材内容真正体现医疗器械临床应用实际,紧跟学科和临床发展步伐,凸显科学性和先进性。

五、配套增值服务,丰富教学资源

全套教材为书网融合教材,即纸质教材有机融合数字教材、教学配套资源、题库系统、数字化教学服务。通过"一书一码"的强关联,为读者提供全免费增值服务。按教材封底的提示激活教材后,读者可通过电脑、手机阅读电子教材和配套课程资源(PPT、微课、视频、图片等),并可在线进行同步练习,实时获取答案和解析。同时,读者也可以直接扫描书中二维码,阅读与教材内容相关联的课程资源,从而丰富学习体验,使学习更便捷。教师可通过电脑在线创建课程,与学生互动,开展布置和批改作业、在线组织考试、讨论与答疑等教学活动,学生通过电脑、手机均可实现在线作业、在线考试,提升学习效率,使教与学更轻松。

编写出版本套高质量的全国高职高专院校医疗器械类专业规划教材,得到了行业知名专家的精心指导和各有关院校领导与编者的大力支持,在此一并表示衷心感谢! 2020年新型冠状病毒肺炎疫情突如其来,本套教材很多编委都奋战在抗疫一线,在这种情况下,他们克服重重困难,按时保质保量完稿,在此我们再次向他们表达深深的敬意和谢意!

希望本套教材的出版,能受到广大师生的欢迎,并在教学中积极使用和提出宝贵意见,以便修订完善,共同打造精品教材,为促进我国高职高专院校医疗器械类专业教育教学改革和人才培养做出积极贡献。

全国高职高专院校"十三五"医疗器械规划教材

建设指导委员会

张洪运（山东药品食品职业学院）

陈文山（福建卫生职业技术学院）

周雪峻［江苏联合职业技术学院南京卫生分院（南京卫生学校）］

胡亚荣（广东食品药品职业学院）

胡良惠（湖南食品药品职业学院）

钟伟雄（福建卫生职业技术学院）

郭永新［山东第一医科大学（山东省医学科学院）］

唐　睿（山东药品食品职业学院）

阎华国（山东药品食品职业学院）

彭胜华（广东食品药品职业学院）

蒋冬贵（湖南食品药品职业学院）

翟树林（山东医药技师学院）

数字化教材编委会

主　编　唐　睿　周雪峻

副主编　王　戬　郑志刚　魏贤莉　蒋求生

编　者　（以姓氏笔画为序）

王　戬（济南护理职业学院）

师维超（山东威高医疗控股有限公司）

朱　宇［威高日机装（威海）透析机器有限公司］

许海兵（江苏医药职业学院）

杨　磊（上海名迈教育科技有限公司）

周　璇（安徽医学高等专科学校）

周雪峻［江苏联合职业技术学院南京卫生分院（南京卫生学校）］

郑志刚［山东医学高等专科学校（济南）］

祖阳阳（毕节医学高等专科学校）

唐　睿（山东药品食品职业学院）

董　斌（威海威高血液净化中心）

蒋求生（湘潭医卫职业技术学院）

程义民（山东药品食品职业学院）

魏贤莉（广东食品药品职业学院）

前言
QIANYAN

　　医疗器械行业是关系到人类生命健康的新兴行业，随着技术的不断发展，新型医用生命支持类装置不断涌现，为满足医疗器械类专业教育发展形势的需要，培养相关的专业人员，急需相关教材，因此组织长期一线教学、经验丰富的教师及企业人员编写了本教材。

　　本教材的编写以《国家职业教育改革实施方案》《教育部关于职业院校专业人才培养方案制订与实施工作的指导意见》等文件精神和"三全育人"综合改革、创新创业教育改革的要求为指导，在加强学生专业知识和技能培养的同时，注重学生素质教育和能力培养。通过专业相关案例，将爱国精神、工匠精神、创新精神、课程思政和创新创业教育融入教材。紧跟行业需求，组建具有丰富医用生命支持设备相关工作经验的校企多元化的教材编写团队。教材形式上，建设书网融合教材，即纸质教材有机融合电子教材、教学配套资源（PPT、微课、视频等）、题库系统、数字化教学服务（在线教学、在线作业、在线考试），可满足不同专业、不同生源和培训的需要。在教材内容上，根据当前国内医疗单位使用实际和相关专业岗位要求，从临床知识及应用入手，以血液透析机、人工心肺机、呼吸机、麻醉机、输液泵、婴儿培养箱、心脏起搏器等常见生命支持类设备结构、工作原理为主线，重点分析各种生命支持类设备的结构原理、维护技能及质量控制；根据医疗器械行业岗位需求，将医用生命支持设备新技术、新的发展方向融入教材内容；设置案例讨论、知识拓展、实训等环节，拓展知识的内涵和外延。通过每章节理实结合的教学内容，更好地构建医用生命支持设备的相关理论知识，强化学生职业技能和职业素养。

　　本教材可供高等职业院校医疗器械类专业、药学类专业和医学类专业使用，也适用于医疗器械和药品监管、生产和经营行业领域职前职后培训。

　　本教材编写分工如下：第一章由唐睿、朱宇、师维超、董斌编写；第二章由王戬、许海兵、杨磊编写；第三章由周雪峻、周璇编写；第四章由郑志刚、祖阳阳、程义民编写（其中，第二章至第四章质量控制部分由魏贤莉编写）；第五章由蒋求生编写。唐睿、周雪峻负责内容组织和审定。

　　教材在编写过程中，得到了威高日机装（威海）透析机器有限公司、山东威高医疗控股有限公司、威海威高血液净化中心、济南威高肾科医院、上海名迈教育科技有限公司等单位的鼎力支持，为本教材的编写提供了相关文献资料和书籍，在此谨向这些单位表示由衷的感谢。

　　因水平所限，书中难免存在不足和疏漏之处，恳请广大师生提出宝贵的意见和建议，以便今后不断完善，不胜感谢！

编　者

2020年4月

第一章　血液透析机

💬 案例讨论

　　案例　一名透析患者正在进行透析治疗，突然听到机器报警，护士前来观察监视屏，屏幕上方显示漏血报警。

　　讨论　什么原因导致漏血报警器报警？如何解决此故障？通过学习血液透析机结构及工作原理，详细分析故障产生原因，合理利用工具对故障维修。

第一节　概　述

　　血液净化是指将患者的血液引出体外，并通过一种净化装置除去其中某些致病物质，从而达到净化血液、治疗疾病目的的过程。血液净化主要有血液透析（hemodialysis，HD）、血液滤过（hemofiltration，HF）、血液透析滤过（hemodiafiltration，HDF）、血液灌流（hemoperfusion，HP）、血浆置换（plasma exchange，PE）、免疫吸附（immunoadsorption，IA）、连续性血液净化（又称连续性肾脏替代治疗，continuous renal replacement therapy，CRRT）等方式。其中，CRRT是HF和HDF等多种技术的联合应用。腹膜透析虽然没有体外循环，仅以腹水交换达到净化血液的目的，但从广义上来讲，也应该包括在血液净化疗法之内。

　　血液透析是肾病患者肾脏替代治疗的有效方法之一，使用血液透析机挽救了成千上万人的生命。在肾病的保守疗法、透析疗法、肾移植这三种可选的方案中，透析疗法是当前肾衰竭患者的最优选择。

一、血液透析发展简史

　　透析（dialysis）一词首先由苏格兰化学家Thomas Graham于1854年提出。他通过体外试验的

PPT

方式证明了尿液中的某些成分可以透过牛的膀胱膜被排出到膜的另一侧。Graham称这一过程为透析，他与来自爱丁堡的医生Richard Bright一起提出，利用这样的半透膜清除毒素溶质将成为治疗肾衰的基础。

1912年，美国约翰·霍普金斯医院John Abel及其同事第一次对活体动物进行了弥散实验；1913年，John展示出他们用火棉胶制成的管状透析器，并首次命名为"人工肾脏"。他们将透析器放在生理盐水中，用水蛭素作为抗凝剂，对兔子进行了2小时血液透析，取得满意的效果，从此开创了血透事业。1920~1925年，Love，Necheles和Haas分别利用腹膜加工制成透析膜，对切除双侧肾脏的犬进行透析，使尿毒症症状得到改善。有了可利用的半透膜后，科学家们开始着手制造透析机。

1926年进行了世界上第一例透析治疗，用于一位尿毒症患者，虽未取得治疗效果，但是人体试验为今后的发展打下了良好基础。1927年，Hass又对2例患者进行透析治疗，取得了一定的治疗效果。1943年，被公认为"现代透析机之父"的荷兰格罗宁根大学的青年医生William Kolff制造了第一个现代鼓膜透析机。同年，第一个现代转鼓式人工肾首次用于血透患者，但患者未存活。1945年9月，Kolff治疗了1例急性胆囊炎伴急性肾衰竭的昏迷患者，经过11.5个小时的透析后，患者神志改善，1周后开始利尿，患者康复出院，这是历史上第一例由人工肾成功救活的急性肾衰竭患者。在其后的10年里，这一技术一直被作为全球的临床标准。Kolff的透析机非常简陋，它采用了一个巨大的木条制成的旋转的鼓膜，缠绕了30~40m醋酸纤维膜，然后放在一个巨大的透析液缸里，血液在醋酸纤维膜内，与透析液进行溶质交换。

透析治疗在20世纪50年代有了很大的发展。当时，很多美国参战士兵身体主要器官受伤后继发肾衰竭，在战争的总体死亡率只有5%的情况下，85%的人因此而死亡。为了解决这个问题，美国政府要求在前线使用30分钟的透析治疗。结果证明，透析治疗大大降低了死亡率，进一步证明了透析效果。这次在战场上的成功经验使透析治疗在和平年代得到了广泛使用。

20世纪60年代初，George Schreine医生的战地诊室成为第一个为慢性肾衰竭患者提供透析的地方。他的动静脉分流装置使血液持续流出体外并循环往复。纤维素膜的产生，更促进了透析治疗在全球开展。

1960年，美国Quinton医生首次成功研究了动静脉外瘘，即利用有机材料制成外瘘管，在动、静脉中各插入一根，而其体外部分通过连接管彼此连接；透析时则将二者分离，分别与透析器管路的动、静脉端口连接，进行透析。治疗结束后，再将两根体外瘘管对接。由于可重复使用，内外瘘曾广泛应用于血液透析治疗中。

1966年，Cimino和Brescia医生首次将腕关节处较为相近的桡动脉和头静脉在皮下吻合建立动静脉内瘘。与外瘘相比，内瘘感染率低、出血风险大大减小、使用寿命长，对日常生活影响小。由于内瘘的优点明显，在其问世后不长时间即取代外瘘成为透析患者主要血管通路，外瘘技术逐步被淘汰。随后许多学者创立出很多建立动静脉内瘘的方法。

1967年，Lipps把醋酸纤维拉成直径200μm的空心纤维，将8000~10 000根纤维装进一个硬壳里，形成空心纤维透析器。其体积小、透析效率高、除水能力强。随后又出现了改良纤维素膜、合成膜的透析器，现在使用的透析器多采用改良纤维素膜。

20世纪60年代血液透析进入我国，但是发展速度极慢。20世纪70年代中期，肾脏替代治疗在我国才蓬勃开展。1958年，天津首先研制出一种管状透析器，20世纪70年代开始生产平板型透析器。20世纪70年代末至80年代初，空心纤维透析器进入国内，首先在上海开始试制少量黏胶空心纤维透析器。1985年，从日本和联邦德国引进生产技术，使我国透析器生产得到迅速发展。1987年，广州医疗器械研究所研制出我国第一台LX1血液滤过机，同年应用于临床，推动了我国血液滤过的进展。20世纪90年代以来，国内已生产出多种膜材料的系列产品，如血仿膜、聚砜膜，可供成人和儿童使用；还生产出血液滤过器和血浆分离器，标志着我国透析器生产达到一个新的水平。

　　进入21世纪后，科学家们相继研发出便携式透析机、自体细胞培养肾脏、可植入人工肾脏以及3D打印人工肾脏等技术。不久的将来这些技术必定会得到应用及普及，从而造福人类。

二、血液透析基本知识

（一）肾脏生理及病理学基础

　　肾脏是人体的重要器官，它的基本功能是生成尿液，清除体内代谢产物及某些废物、毒物，通过重吸收功能保留水分及其他有用物质，如葡萄糖、蛋白质、氨基酸、钠离子、钾离子、碳酸氢钠等，以调节水、电解质平衡及维护酸碱平衡。肾脏还具有内分泌功能，生成肾素、促红细胞生成素、前列腺素、激肽及活化维生素D等，又是机体部分内分泌激素的降解场所和肾外激素的靶器官。肾脏的这些功能保证了机体内环境的稳定，使新陈代谢得以正常进行。

　　1.肾脏的结构　肾脏为成对的扁豆状器官，红褐色，位于腹膜后脊柱两旁浅窝中。肾脏内部的结构，可分为肾实质和肾盂两部分。在肾纵切面可以看到，肾实质分内外两层：外层为皮质，内层为髓质。

　　肾皮质位于肾实质表层，富含血管，新鲜时呈红褐色，由一百多万个肾单位组成。部分皮质伸展至髓质锥体间，成为肾柱。每个肾单位由肾小体和肾小管构成，肾小体又分为肾小球和肾小囊（图1-1）。

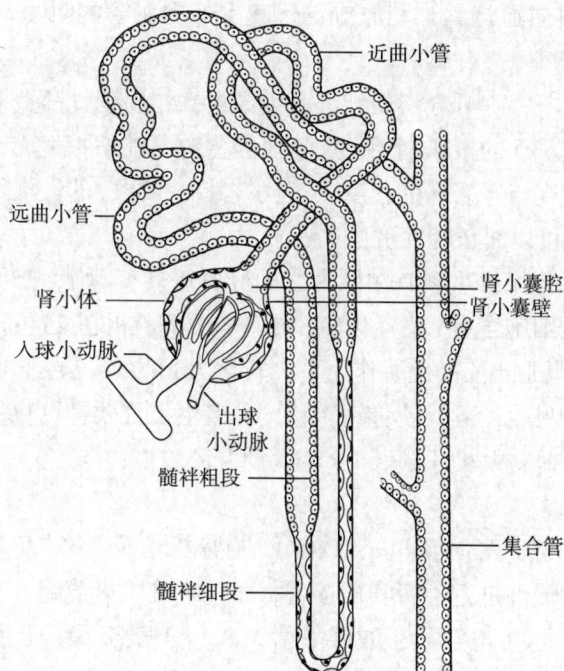

图1-1　肾小体结构

　　肾小体内有一个毛细血管团，称为肾小球。这个血管球，由肾动脉分支形成。肾小球外有肾小囊包绕。肾小囊分两层，两层之间有囊腔与肾小管的管腔相通。肾小管汇成集合管。若干集合管汇合成乳头管，尿液由此流入肾小盏。

2.肾脏的生理功能

（1）排泄体内代谢产物和进入体内的有害物质　人体每时每刻都在新陈代谢，在这个过程中必然会产生一些人体不需要甚至是有害的废物，其中一小部分由胃肠道排泄，绝大部分由肾脏排出体外，从而维持人体的正常生理活动。此外，肾脏还能把进入体内的一些有毒物质排出体外。有些化学药品中毒会给肾脏造成损害，就是因为这些化学药品的排泄要经过肾脏。如果肾脏患病，这些有害物质的排泄受到影响，废物在体内积聚，就会引起各种病症。肾脏这种保留营养物质，排出毒素的作用被形象地称作"血筛子"。

（2）通过尿的生成，维持水液平衡　这是肾脏的主要功能，当血液流过肾小球时，由于压力关系，可滤出一种和血浆相同但不含蛋白质的液体，称为原尿。原尿通过肾小管时，肾小管又将其中绝大部分水、全部的糖和一部分盐重新吸收，送回血液。剩下的含有残余物质的浓缩液体就是尿，约占原尿的1%。正常人一天尿量为1000~2000ml，一般呈淡黄色，比重在1.003~1.030g/ml。比重过高、过低或固定不变，尿量过多过少均有肾功能不全的可能。

（3）维持体内电解质和酸碱平衡　肾脏对体内酸碱平衡起调节作用，肾脏能把代谢过程中产生的酸性物质通过尿液排出体外，并能控制酸性和碱性物质排出的比例，当任何一种物质在血液中增多时，肾脏就会把多余的部分排出去。同时，肾脏还能产生氨和马尿酸，以保持和调节酸碱平衡。很多肾衰竭患者临床表现为酸中毒，就是因为肾脏失去了维持体内酸碱平衡的功能。

（4）调节血压　由肾脏分泌的肾素可使血压升高。当限制钠摄入或钠缺乏，血浆容量减少和肾脏血液灌注压力降低，以及直立体位时，肾素从细胞中分泌出来，即具有活性，可使血浆中的血管紧张素原脱肽而成为血管紧张素Ⅰ，再经转换酶的作用而成为血管紧张素Ⅱ，通过血管紧张素Ⅱ和醛固酮的作用，血压升高。同时，肾脏分泌的前列腺素又具有使血压下降的功能，前列腺素主要是通过增加肾皮质血流量，利尿排钠，减少外周血管的阻力，扩张血管而达到降压的作用。

（5）促进红细胞生成　肾脏可分泌促红细胞生成素，作用于骨髓造血系统，促进原始红细胞的分化和成熟，以及骨髓对铁的摄取利用，加速血红蛋白、红细胞生成，促进骨髓网织红细胞释放到血中。肾性贫血的程度与肾衰竭的程度成正比，其血、尿中的促红细胞生成素均降低，而用外源性促红细胞生成素，可以纠正肾性贫血。

（6）促进维生素D活化　维生素D在体内必须经肾脏转变为1，25-二羟维生素D_3才能发挥其生理作用。肾脏的皮质细胞含有1位羟化酶，维生素D先在肝脏25位羟化酶的作用下，转化为25-羟维生素D_3，最后在肾脏1位羟化酶作用下，转化为1，25-二羟维生素D_3，即活化的维生素D_3。它能促进胃肠道钙磷吸收；可促使骨钙转移、骨骼生长及软骨钙化；促进肾小管对磷的重吸收，使尿磷排出减少；可抑制甲状旁腺素（PTH）的分泌。

3.急性和慢性肾衰竭

（1）慢性肾衰竭（chronic renal failure，CRF）　是肾功能不全的严重阶段，又称慢性肾功能不全，是指各种原因造成的慢性进行性肾实质损害，致使肾脏明显萎缩，不能维持其基本功能，临床出现以代谢产物潴留，水、电解质、酸碱平衡失调，全身各系统受累为主要表现的临床综合征。从原发病起病到出现肾功能不全，间隔时间可为数年到十余年。

（2）急性肾衰竭（acute renal failure，ARF）　是指肾小球滤过率突然或持续下降，引起氮质废物在体内潴留，水、电解质和酸碱平衡紊乱，引起各系统并发症的临床综合征。

急性肾衰竭的病因多种多样，可分为肾前性、肾后性和肾性三类。肾前性ARF的常见病因包括血容量减少（如各种原因的液体丢失和出血）、有效动脉血容量减少、低心输出量、肾内血流动力学改变（包括肾脏血管收缩、扩张失衡）和肾动脉机械性阻塞等。肾后性ARF的病因主要是急性尿路梗阻。肾性ARF是指肾实质损伤，常见的是肾缺血或肾毒性物质损伤肾小管上皮细胞（如急性肾小管坏死），也包括肾小球疾病、肾血管病和间质病变伴有的肾功能急剧下降。

（二）血液透析运转原理

将体内的血液引流至体外，经由一个由无数根空心纤维组成的透析器，使血液与浓度相似的电解质溶液（透析液）在空心纤维内外通过弥散、超滤、吸附和对流原理进行物质交换，并将净化后的血液回输人体的过程，称为血液透析。我国超过90%的终末期肾病患者选择血液透析，主要目的是清除体内的代谢废物及过多的水分，维持电解质和酸碱平衡。血液透析运转的原理如下。

1.弥散　是指物质从浓度高的一侧向浓度低的一侧移动的过程（图1-2）。弥散的原理是：向膜的左侧加入一种可以通过半透膜的溶质；此时，左侧浓度高，而右侧几乎没有这种溶质，浓度为0。溶质会从左侧逐渐向右侧移动，溶质在水中做无规则的运动（布朗运动），在无规则的运动时，就有概率撞击膜孔，通过这个半透膜，从左侧进入右侧，进而导致左侧浓度下降，右侧浓度上升，最终实现两侧浓度一致。但即使两侧浓度已经完全一致，布朗运动仍未停止，还会有左侧的溶质移动到右侧，也会有右侧的溶质移动到左侧。由于两侧的浓度已经完全一致，所以两侧弥散的速度完全相同，呈现动态平衡。

在血透治疗中，清除代谢产物，调节电解质、酸碱平衡就是应用弥散的原理。

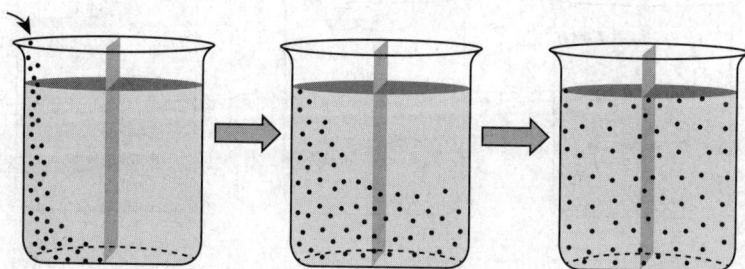

图1-2　弥散原理

2.渗透　是指水从浓度低的一侧向浓度高的一侧移动的过程（图1-3）。渗透的原理是：向膜的左侧加入一种溶质，这种溶质不可以通过半透膜；此时，左侧浓度高，右侧没有这种溶质，浓度是0。水会从右侧逐渐向左侧移动，导致左侧液面升高。如果非要保持液面水平，需在左侧液面上施加一个压强。这个压强就是我们常说的渗透压（osmotic pressure）——由于渗透作用而产生的压强。渗透压是一个相对值，某溶液的渗透压是指该溶液相对于水的渗透压强，单位是帕斯卡（Pa）。渗透压是人体内水分移动的动力，在血透治疗中，并不参与直接的治疗作用。

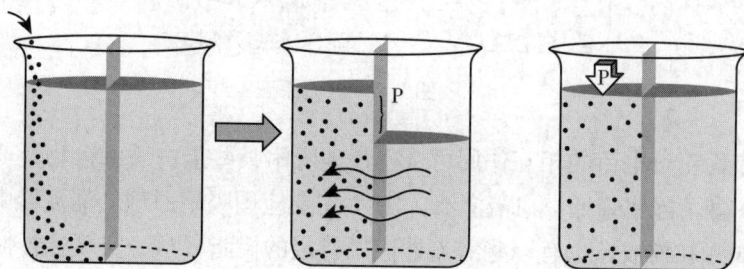

图1-3　渗透原理

3.超滤　是指液体在压力差的作用下，通过半透膜的过程。超滤的目的是清除血液中多余的水分，有三种表现形式。

（1）正压超滤　是指在膜的左侧施加一个正压使水通过膜的过程（图1-4A）。水处理设备应用的就是正压超滤的原理，利用泵产生的压强把水从浓水侧移动到纯水侧。因为这个水从高浓度到低浓度的移动方向，与渗透的方向刚好相反，所以水处理设备常被称作反渗透设备。

正压超滤曾被广泛使用，但因为其具有安全隐患，现在已经被淘汰。原因是在血透治疗过程中，会有凝血的情况发生，半透膜可能被堵死而失去通透性，如果使用正压超滤的方式，为了实现足够的超滤效果，势必要给血液侧施加更高的正压，可能造成血液管路破损等其他安全隐患。

（2）负压超滤　是指在膜的右侧施加一个负压，使水通过膜的过程（图1-4B）。现有的血液透析设备采用的都是负压超滤的原理。应用负压超滤时，如果发生凝血导致半透膜被凝血堵住，失去通透性，体外循环不会受到负压的任何影响，机器会出现负压极限报警，因此负压超滤可以有效地避免凝血带来的安全隐患。

（3）渗透压超滤　是指在膜的右侧加入一些溶质，利用渗透压的作用，使水通过膜的过程（图1-4C）。腹膜透析主要应用的是渗透压超滤原理。腹膜透析液的含糖量是不同的，通常有1.5%、2.5%、4.25%等含糖浓度，利用不同的糖浓度腹透液的渗透压差别，实现患者的容量控制。

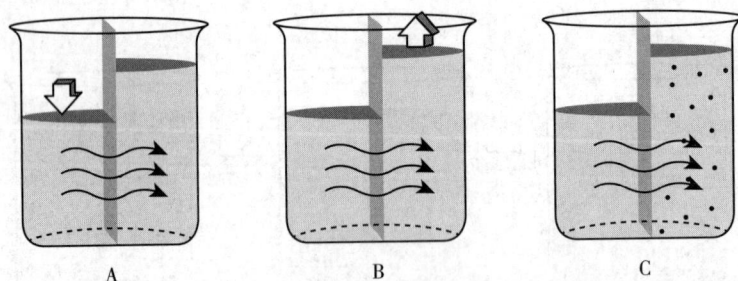

图1-4　超滤原理

4.对流　是指溶质随液体通过膜的过程（图1-5）。对流不受溶质分子质量和其浓度梯度差的影响，跨膜的动力是膜两侧的定向液体流动，即溶剂对溶质的牵引作用。对流主要帮助清除中大分子；对于小分子溶质，对流原理更像是超滤原理和弥散原理的组合结果。

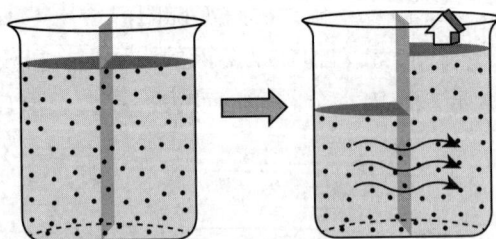

图1-5　对流原理

5.吸附　膜表面正负电荷的相互作用可选择性地吸附某些蛋白质、毒物及药物。膜吸附蛋白质后可使溶质的扩散清除率降低。血液灌流（HP）主要应用吸附原理。灌流器中通常由具有广谱吸附功能的活性炭颗粒构成；也有一些灌流器应用特定的树脂材料，实现选择性吸附、特异性吸附。血液透析器，尤其是合成膜的透析器，也可以根据临床需求具有一定程度的吸附功能，虽然没有将血液中的废物排到透析液侧，但实际上也将其从人体清除。

吸附本身是有极限的，吸附饱和以后，灌流器将失去吸附功能。吸附功能在临床上多用于药物或毒物中毒等治疗。

（三）血液透析工作原理

在血液透析过程中，患者的血液通过透析器在体外循环，患者的血液和透析液同时引入透析器内，分别流经透析膜的两侧，血液和透析液可通过透析膜的溶质和水做跨膜移动（跨膜移动是指从膜的一边通过透析膜移动到膜的另一边），进行物质交换，替代了肾脏的排泄功能（图1-6）。通过血液透析，患者血液中多余的液体和溶质被排出体外，同时，患者血液中必需的电解质得到补充。治疗过程中超滤出的液体量与患者血液中多余的液体量应相等。

血液透析主要包括以下两个过程。①物质的清除：透析开始，透析液中没有废物，薄膜两侧存在浓度差，此浓度差使血液中的废物通过弥散和对流的方式穿过薄膜而进入透析液。治疗的结果是血液中的废物得到消除。②水的清除：血液中多余的水分依托超滤原理穿过薄膜进入透析液，替代肾脏完成"清除多余水分"的任务，血容量得到调整。

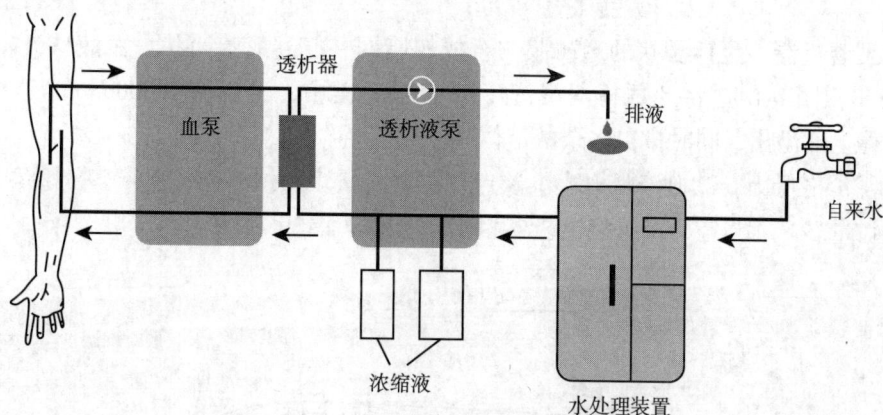

图1-6 血液透析治疗过程示意

（四）血液透析临床应用

血液透析是急、慢性肾衰竭患者肾脏替代治疗方式之一，其适应证如下。①急性肾损伤。②容量负荷过重导致的急性心力衰竭或药物难以控制的高血压。③严重的代谢性酸中毒及不易纠正的高钾血症。④高钙血症、低钙血症及高磷血症。⑤慢性肾衰竭合并难以纠正的贫血。⑥尿毒症神经病变和脑病。⑦尿毒症胸膜炎或心包炎。⑧慢性肾衰竭合并严重营养不良。⑨不能解释的器官功能障碍或全身状况下降。⑩药物或毒物中毒等。

三、透析器种类及特点

血透机只是提供必要的条件和监控治疗过程，保证治疗安全，血液透析过程是由透析器完成，所以透析器是血液透析过程中最重要的组成部分。其由透析膜和支撑结构组成。种类繁多，根据膜的支撑构造、膜的形状及相互配置关系，基本上可以分为3大类，具体如下。

1.平板型透析器 可分为标准平板型和积层平板型。由透析膜和支撑板相隔而重叠组成。此型结构特点是血液和透析液逐层分开，血液流入两膜之间，透析液流入膜与分隔板之间，但与血流方向相反（图1-7）。

优点：①膜内部血流阻力小。②破膜率比蠕管型透析器低。③溶质清除率和超滤能力比蠕管型高。④透析器内残留血量少。缺点：①与空心纤维型透析器比较，压力耐受性差，预充量多。②破膜率高，清除率和超滤率低。

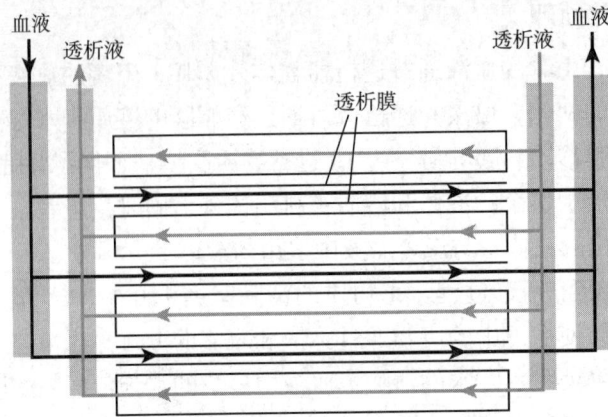

图1-7 平板型透析器构造及血液流向

2.蠕管型透析器 呈口袋状的透析膜与合成树脂网一起卷成圆筒状，血液从口袋一端进入，从另一端流出（图1-8）。将此透析器浸泡于5L容量的槽中，透析液以500ml/min速度从槽底喷入，不断从槽上部溢出，同时排出多余的液体。

优点：①价格低廉。②血液阻力小。缺点：①预充量多，体外循环血量多。②容易破膜、漏血。③残余血量多。④与空心纤维型透析器相比，清除率低。

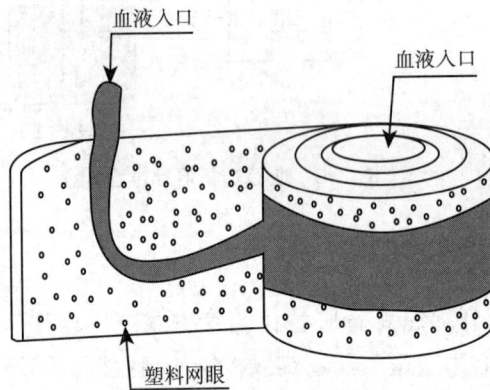

图1-8 蠕管型透析器构造

3.空心纤维型透析器 由外壳、端盖、空心纤维膜、封口胶、密封圈、防尘帽组成，捆扎了8000~10 000根空心纤维（图1-9）。空心纤维膜直径200~300 μm，壁厚8~40 μm。外壳和端盖材料为聚碳酸酯；空心纤维膜材料为聚砜；封口胶材料为聚氨酯胶；密封圈材料为医用硅胶；防尘帽材料为聚乙烯。血液由纤维中心通过，周围则与透析液接触。透析膜与透析液接触面积大，故清除率高。

优点：①容积小，体外循环量小。②耐压力强，破损率低。③清除率和超滤率高。④残余血量少。⑤复用方便，复用次数多。缺点：①纤维内容易凝血。②空气进入纤维内不易排出，故影响透析效率。

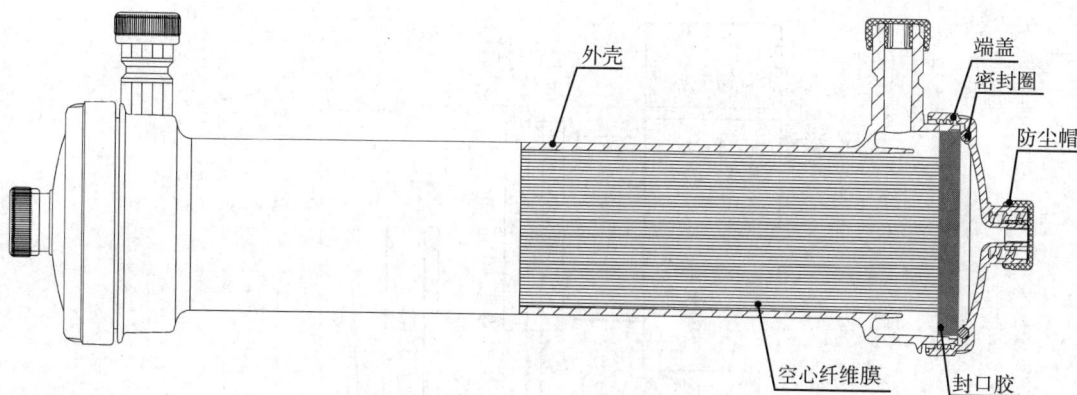

图1-9 空心纤维型透析器构造

拓展阅读

空心纤维型透析器的临床评价指标

目前世界各国主要流行的是空心纤维型透析器，按膜的通透性，空心纤维型透析器分为低流量透析器、高流量透析器、血液滤过器和血浆分离器。可参考以下指标对空心纤维型透析器进行临床评价。

1.透析膜材料 目前主要采用纤维素及其改良型，如再生纤维素、铜仿、血仿等。纤维素类透析膜具有超滤率低、生物相容性差等特点。近年出现许多高分子合成材料，如聚砜（PS）、聚丙烯腈膜（PAN）、聚甲基丙烯酸甲酯（PMMA）、聚乙烯乙烯醇（EVAL）等。高分子合成膜具有超滤性能好、生物相容性好等优点，临床应用越来越多。

2.膜的亲水性 取决于膜材料化学基团与水的相互作用，如纤维素膜、聚乙烯乙烯醇膜的亲水性强；而聚甲基丙烯酸甲酯、聚酰胺的亲水性差。通常膜亲水性越差，黏附蛋白量越多。由于膜亲水性不同，膜对湿度反应也不同，如铜仿膜遇湿厚度增加，合成膜遇湿厚度一般无变化。

3.膜吸附性 合成膜比天然纤维素膜有明显的吸附性，在透析过程中可以吸附血液中的蛋白质，如小分子蛋白和某些治疗药物（如促红细胞生成素），因此具有双重的生物学意义和临床作用。

4.消毒方式 目前透析器消毒方式主要有3种，即环氧乙烷（ETO）、γ射线和高压蒸汽（湿法或干法）。高压蒸汽消毒对人体危害小，但有些聚合膜不能耐受高压蒸汽，故ETO仍是广泛应用的消毒剂。透析器封装体经γ射线消毒后可释放亚甲二苯胺（MDA），有致癌作用，如用脂肪族聚氨酯则不产生MDA，但临床尚无报道。

第二节 血液透析系统结构

血液透析系统基本由体外血液循环通路、透析液通路和控制检测电路组成，即水路、血路和电路三部分构成（图1-10）。

PPT

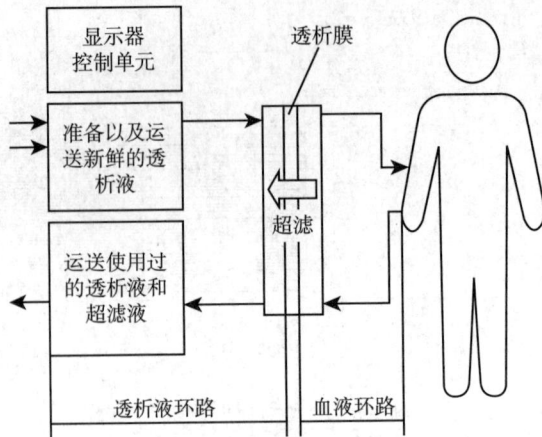

图1-10　血液透析系统基本构成示意

一、体外血液循环通路

建立体外循环，是包括血液透析、血液透析滤过、血液灌流、血浆置换、CRRT等在内的所有血液净化方式能够实现的必要条件。体外血液循环通路即血路，是指血泵提供的动力，使患者的血液从动脉引出，经动脉管道运送至透析器，再经静脉管道输送回人体静脉的闭合回路。

（一）体外循环通路架构

整个循环管路可划分为透析器前、后两部分。透析器之前主要由动脉压监测部分、血泵、肝素泵等部分构成；透析器之后主要由静脉压监测部分、气泡检测器、静脉夹等部分构成（图1-11）。

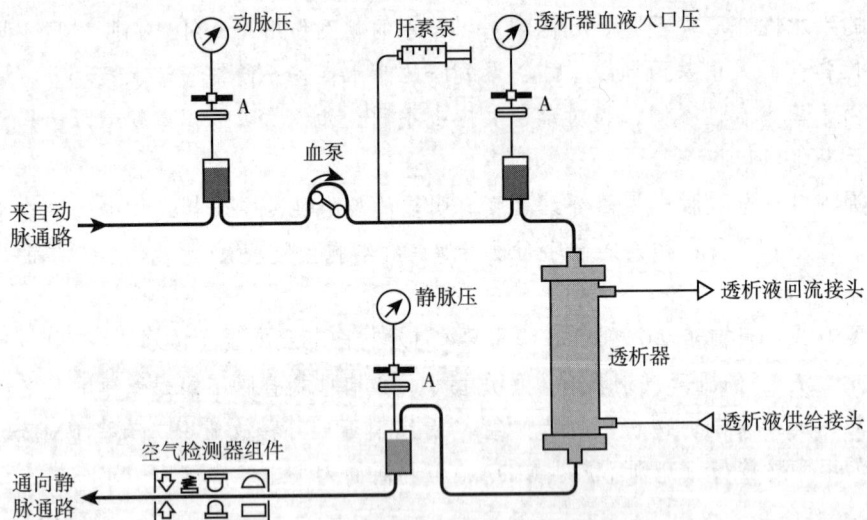

图1-11　体外循环通路的架构

注：A为血路管套件用疏水过滤器

1.动脉压监测部分　动脉压用于描述血管通路供血能力，它在实际工作中多数情况为负值。动脉压监测部分能够准确描述血管通路的供血能力和血泵设定输出能力的差距。如果通路流量有变化，动脉压也相应变化，血管通路供血流量下降可导致动脉压下降。如果治疗中通路变得很差就会触发动脉压下限报警。《血液透析设备行业标准》（YY 0054-2010）中强制要求必须有动脉压监测（强制性标准），如忽视动脉压的极限变化，有可能出现对患者血管造成损伤而操作者无法

及时发现的问题。

　　动脉壶主要是为了测量动脉压而设置。体外循环管道中，每个测压点都会有个小壶存在。依靠能自由流动的空气，传递液面上的压强给压力传感器。在体外循环管路中的各个小壶，还有一个共同的目标，就是拦截空气。小壶的出口在底部，只有小壶走空，空气才能通过小壶。因此，小壶越多，空气进入人体的可能性就越小。但是，小壶也会增加体外循环的容量。

　　一个安全的动脉壶应该是下进下出的设计，可以双向拦截空气，从泵前流入的空气会浮在动脉壶上端不会流到下游；同样，逆流的血液（如果有血泵逆转等意外情况）中，如果有气体也会被拦截，而不会通过动脉针进入人体。国内市场上进下出的动脉壶占有率非常高，几乎看不到下进下出的动脉壶。虽然体外循环管路的样式已经统一，但是血泵反转的风险从来没有消失过。随着动脉压监测的强制执行，泵前动脉壶越来越多地出现在临床，使用"双向回血""密闭回血"的仪器，要注意动脉壶的进出口方向，以免造成回血时空气栓塞。

　　2.血泵　　是体外循环中最重要的动力元件，血液透析时，其主要克服管道和透析器内部的阻力。血泵通过两个或多个泵轮在泵体内侧封闭一段血液，这段血液随着血泵的转动被带到下游。血流量控制是开环的，也就是说，当设定血流量为200ml/min时，对于实际的血流量是否达到200ml/min并不监测，机器只监测血泵的转速，如果血泵的转速和设定值不一致，血泵电机会变更转速减少差值，当转速差值超过设定范围时会触发机器报警。

　　3.肝素泵　　是在透析机上持续向体外循环管道输入抗凝剂的注射器泵。肝素泵是一个推力泵，所以肝素进入体外循环的入口一定在血泵的泵后。因为血泵的泵前通常是负压（动脉压监测），负压可能会吸入注射器中的溶液，而不受肝素泵的约束。

　　肝素泵具有过载保护和定量快速注入功能。关于肝素泵的使用，还有一个特别容易被临床忽视的因素，就是注射器的生产厂家不同，可能会影响实际注入量的准确性。肝素泵控制推杆移动的长度，而患者需要的是注射器的注入容量，注射量与注射器的截面积密切相关。由于不同品牌相同型号的注射器的截面积也可能不同，透析机安装后，必须根据临床使用的注射器，重新设定肝素泵参数。

　　4.静脉压监测部分　　静脉压是重中之重，地位仅次于血泵，如果没有血泵就无法建立体外循环，那么没有静脉压监测的体外循环就不安全。静脉压用来描述血液回流阻力，其数值受穿刺针孔径影响，穿刺针内径越大，静脉压监测值就越小；静脉压还受到血液能力目标黏稠度的影响，血液能力目标黏稠度越大，静脉压越高。例如，治疗中发生再循环时（从静脉针刚返回体循环的血液马上又被动脉针抽回体外循环），血液会发生浓缩，静脉压也会因此而升高。

　　静脉壶主要是为了测量静脉压而设置。采用上进下出设计，内置过滤网拦截血栓，避免空气和血栓进入人体。

　　5.气泡检测器　　血液管道连接不紧密、穿刺针接头松动、管道破损、输液、肝素入口等，都会引起体外循环的血液中产生气泡。如果气泡进入患者体内，会形成气栓。气泡监测器即为避免空气栓塞发生而设置的安全保护装置。

　　由于血管本身有压力，普通静脉输液无需气泡检测器；但是作为有动力的体外循环，必须要有气泡检测器的保护。

　　6.静脉夹　　是主要的安全执行部件，遇到静脉压上限、有气泡等情况时，静脉夹自动夹闭管路。当气泡报警发生时，由于气体释放压强的表现形式为膨胀体积，如果血泵停止，静脉夹未夹，空气仍可以进入患者体内，诱发空气栓塞。

　　部分品牌的血液透析机还带有血液检测器、管路检测器，主要用来检测管路是否有血液流经、管路是否安装到位。

（二）体外循环管路上的压力

体外循环中主要测量两种压力，分别为动脉压、静脉压，有的品牌机型还会测试滤器压。《血液透析设备行业标准》（YY 0054–2010）中要求必须进行动脉压监测与静脉压监测。

1.动脉压 用来判断血管通路的供血能力，供血能力越差，数值越小。

2.静脉压 用来判断血液回流入体遇到的阻力，阻力越大，数值越大。

3.滤器压 测量血泵后的动脉管路压强。滤器压最早源自于持续肾脏替代治疗机器，是体外循环中压强最大值，反馈血液流经透析器与静脉针的压强损失之和。单纯的滤器压监测并没有明确的临床意义，但它和静脉压的差值，可以描述血液流经透析器产生的阻力损失。阻力损失增加意味着透析器发生了凝血。

二、透析液通路

透析液通路是指浓缩的A液和B液通过透析液配比装置和反渗水按比例配置成合格的透析液，通过透析器和患者侧血液发生弥散、对流、超滤等透析基本过程，进入平衡装置，然后再通过透析器回到平衡装置，最后排出废液所通过的路径。此通路与体外血液循环通路不同，不同品牌的机型对此通路的设计差异较大。透析液通路一般构成见图1–12。

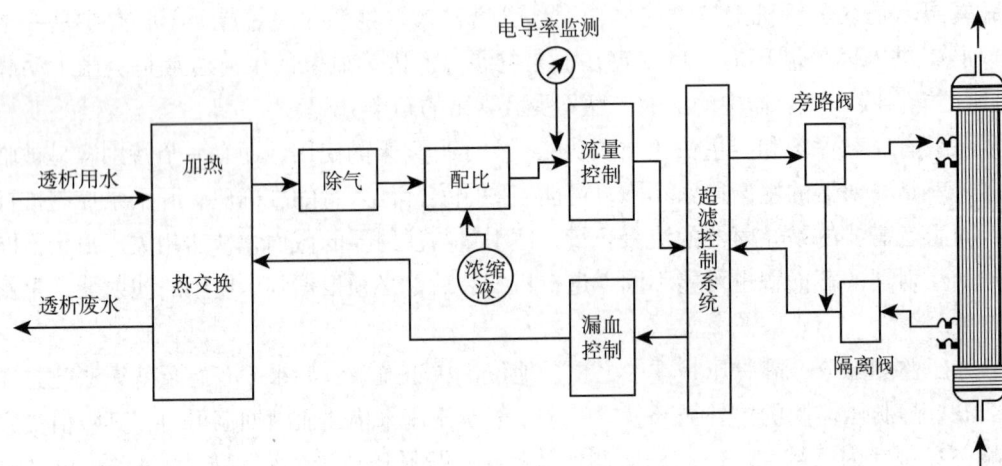

图1–12 透析液通路流程示意

（一）温度自动控制系统

透析液温度一般要求在35.5~37.5℃之间，采用热消毒时，一般需要加热到80~95℃。温度自动控制系统即是完成上述温度控制的，主要由加热器、热交换器及温度传感器等构成。热交换器是利用排出废液的温度对透析液预热，预热后的透析液再经加热器实现温度提升。在管路中设置多处温度传感器测试，监测加热后的透析液温度变化，当温度大于限值时，机器报警提示，以免设备损坏。

（二）透析液脱气装置

溶解在透析液中的空气，如果在治疗中从透析液中被分离出来，会干扰透析机对压强和容量的监测，导致压强监测报警不及时以及脱水不准等安全隐患。透析液脱气装置主要是去除因温度和负压作用而在透析液管道中出现的气体。

透析液脱气装置工作原理如下：首先对透析液加温，再利用脱气泵（负压泵）产生–66.5kPa（–500mmHg）的负压，在负压作用下气体在水中的溶解度下降，从水中析出并迅速膨胀聚集形成较大气泡，并从气泡分离室顶端出口处排出，除去气体的水从底端出口流走，进入水路的下一级（图1-13）。

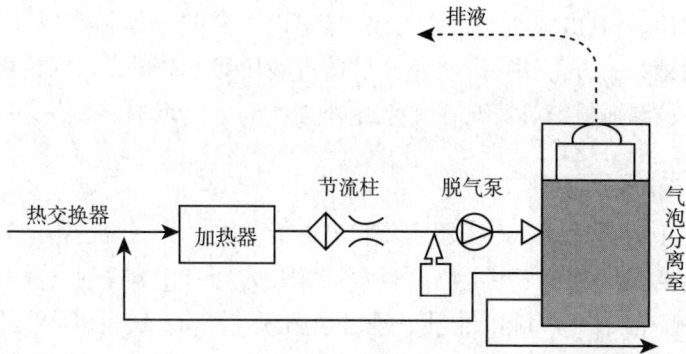

图1-13 脱气装置示意

（三）配比装置

在透析机中，与患者的血液进行溶质交换的是透析液。透析液的成分近似等于患者正常状态时的电解质浓度。一般每次治疗4小时，需要120L的透析液，约合120kg。这么大的液体量显然不能人为配制并提供给机器使用。临床上都是提供浓缩液，由机器按照一定的比例稀释后，得到浓度合格的透析液。完成这部分功能的装置称为配比装置。

目前常用的配比装置为电路反馈比例稀释系统，其原理如图1-14。浓缩液由泵推动，均匀不断地与水混合稀释，电导计持续监测稀释完毕的透析液的电解质浓度，经电导度反馈，控制泵的转速，控制稀释比例。电导度增加，泵转速减慢；电导度下降，泵转速加快，从而保证浓缩透析液按比例混合。在很多机器中，水和浓缩透析液分别由单独的泵控制，水泵的转速常是恒定的，仅通过电路反馈机制调控浓缩液泵的运转。

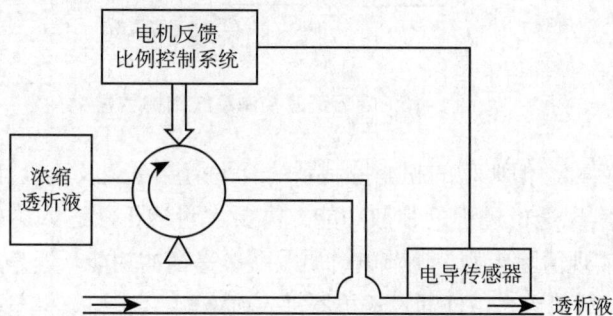

图1-14 配比装置原理示意

（四）电导率监测装置

透析液浓度异常会引发患者出现各类并发症，因此对于透析液自动配比的透析机来说，浓度监视非常重要。通过连续检测透析液的电导率来反映离子总浓度，完成此功能的装置称为电导率监测装置。

（五）流量控制系统

流量控制系统是决定透析机除水性能好坏的主要结构之一，主要由电子流量计和流量泵组成，通过电信号的变化反映透析液流量的变化，通过与设定位比较，随时保证流量恒定。

（六）旁路阀/隔离阀

旁路阀/隔离阀是保证患者安全的重要控制组件。只有符合要求的透析液才能流向透析器。当透析液电导度、温度、pH出现波动，超出允许范围时，旁路阀与隔离阀相互配合，共同截断、关闭通往透析器的通道，打开旁路口，将不合格透析液从旁路排出，以保证患者安全。在单纯超滤、透析液压力异常、漏血报警等情况下，旁路阀也会打开，使透析液经旁路流出。

（七）超滤控制系统

超滤控制系统位于透析液进入透析器之前和出透析器之后的一段透析液管路上，超滤准确性是衡量透析机性能优劣的一项重要指标。透析机可采用定压和定容两种方法控制患者的实际脱水量。由于定压超滤不够精确，易引起低血压，现已经淘汰。目前，透析机均采用容量控制的方法。

定容超滤主要通过独立的超滤泵，直接从透析液路中恒速地抽取所需的超滤量。定容超滤一般比较准确，由容量调控。超滤控制部分是一个闭合系统，通过微探测器控制的泵在透析输入的流量中将所需超滤的液体定容移出，其精确度取决于超滤泵的校正。定容超滤控制系统结构如图1-15所示。

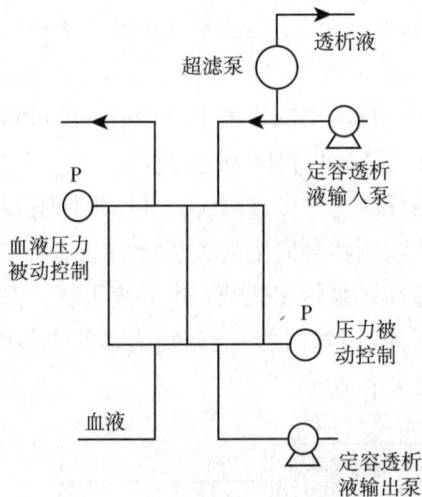

图1-15　定容超滤控制系统结构示意

超滤控制的方法有多种，但典型的超滤控制系统有平衡腔系统及流量计系统。

1.平衡腔系统　为实现透析过程的弥散功能，需要大量透析液进入透析器中（约500ml/min）与血液进行溶质交换，实现清除废物、调节电解质及酸碱平衡的功能。但是，透析器本身对水没有阻挡能力，透析液中的水分可以自由地通过透析器进入血液侧，到达人体。这一点不符合治疗需求，因此，必须有一个装置或结构能精确控制透析液进入透析器的容量与从透析器中出来的容量完全相等，确保透析液只参与溶质交换，不影响患者容量变化。由此，引入了一个装置——平衡装置。

（1）平衡原理　平衡装置是一个密闭空间，在这个空间里，透析液的总量、总体积是恒定的。这个空间分成3个部分（图1-16）：未进入治疗的透析液腔、透析器透析液腔、治疗完成后的透析液腔。利用这种结构可以保证进出透析器的液体的量完全相等，因为这个密闭空间的总容积是恒定的，具体原理如下。

阶段一：未进入治疗的透析液腔V1充满；透析器透析液腔V2充满；治疗完成的透析液腔空。计算公式如下：

$$V=V1+V2+0$$

阶段二：有V0体积的透析液进入透析器，此时未进入治疗的透析液腔V1-V0；透析器透析液腔V2充满；治疗完成的透析液腔0+V0。计算公式如下：

$$V=（V1-V0）+V2+（0+V0）$$
$$=V1+V2$$

阶段三：未进入治疗的透析液腔排空；透析器透析液腔V2充满；治疗完成的透析液腔V1。计算公式如下：

$$V=0+V2+V1$$

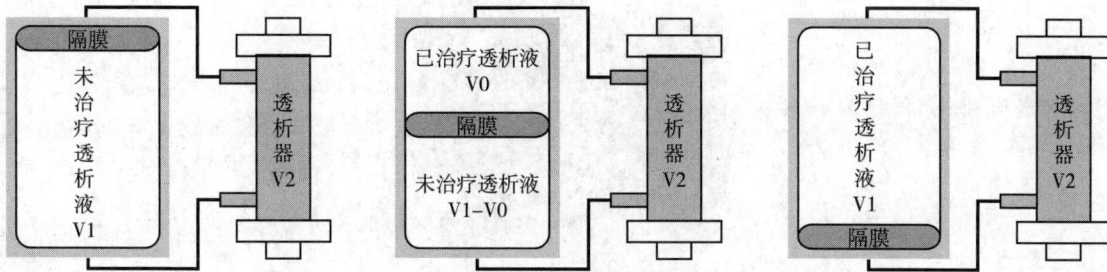

图1-16　平衡装置原理示意

（2）平衡腔系统结构及工作过程　平衡腔系统由两个平衡室及8个开关瓣膜组成（图1-17）。每个平衡室又被弹力膜分为新鲜透析液室及用后透析液室（废液室）两部分，每个腔室有2个开关瓣膜。在第一周期，当新鲜透析液泵入左侧的室内时，液体压力作用于弹力膜，使右侧腔室的开关瓣膜开放，等量的用后透析液排出，新鲜透析液可以充满整个平衡室。在第二周期，用后透析液进入平衡室的右侧，压力作用于弹力膜，将等量的新鲜透析液排入透析器。2个容量平衡室交替同步工作，保证了透析液不断流动。由于流入或流出容量平衡室的透析液的容量相同，超滤泵超滤出的液体实际上是透析器内的超滤量（即患者的超滤量）。

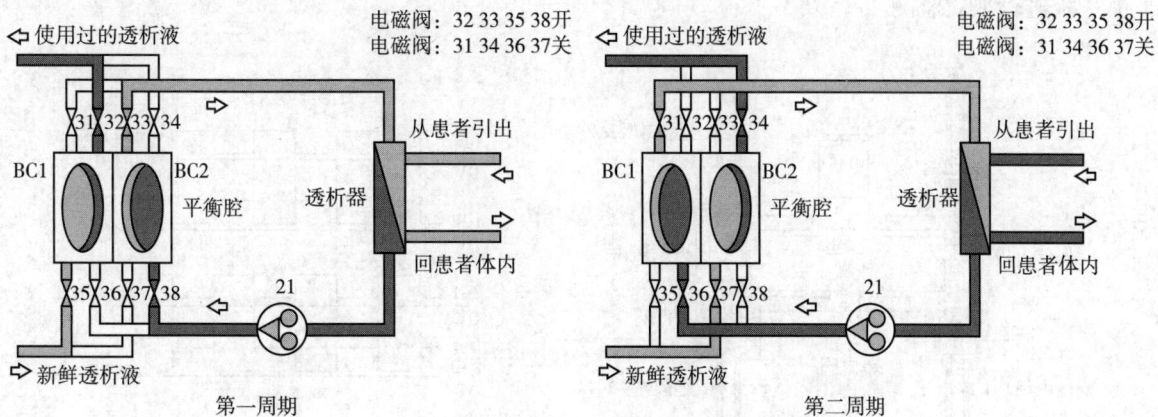

图1-17　平衡腔系统结构示意

（3）平衡腔系统特点　平衡腔系统的关键在于密闭空间的容积固定，密闭系统不允许有任何泄露，一旦发生泄露就会影响平衡的精度。由于平衡腔系统的动作特征，通常会成对设计，便于实现治疗的连续性：一个平衡腔在治疗，未参与治疗的透析液经过透析器进入治疗完成的透析液腔；另一个平衡腔在配液，配制透析液充满未治疗的透析液腔，同时把完成治疗的透析液腔排空。

由于平衡腔系统实时平衡的工作特性得到了市场的广泛认可，绝大多数透析机厂商都选择了平衡腔式的平衡设计。这种设计的容错性非常高，无论是透析液流量泵出现问题（实际透析液流量偏低或者偏高），还是密闭系统内容积发生了改变（消毒不良导致有蓄积物等），都能够保证实时的容量平衡。如果患者有超滤需求，必须要有独立的超滤泵来实现。有独立的超滤泵，是平衡腔式超滤系统的一个共同特征。

（4）复式泵　市场上有些透析机采用复式泵系统完成透析液的供给量控制。复式泵系统符合平衡腔系统的全部特征，有一个密闭空间，新鲜透析液进入透析器，再进入完成治疗腔的过程中，复式泵的密闭空间容量恒定（图1-18）。它是平衡腔系统的一个变种，但又和常规的平衡腔有很大的不同。

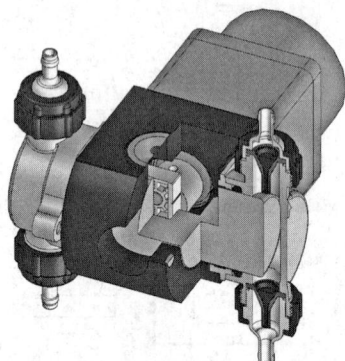

图1-18　复式泵系统

平衡腔系统的透析液流量都由独立的泵来控制，而复式泵本身就是一个泵，对于透析液流量的控制，复式泵系统是主动的。正是由于流量控制方式的不同，每个平衡腔上都有4个电磁阀，用以配合泵的动作以控制液体的进出；但复式泵因为本身自带动力，所以复式泵的进出口是4个单向阀，这样的易损件结构更简单，更换保养更容易，成本更低。

为了更好地监视这4个单向阀的动作状态，设置了电极监视结构（图1-19）：利用透析液能够导电的特性，用监测电压的方式，监测单向阀的动作状态（单向阀打开时，收到高电平信号；单向阀关闭时，收到低电平信号）。这种监视是实时监测的，所以在治疗过程中，透析机无需对平衡系统进行独立监测。

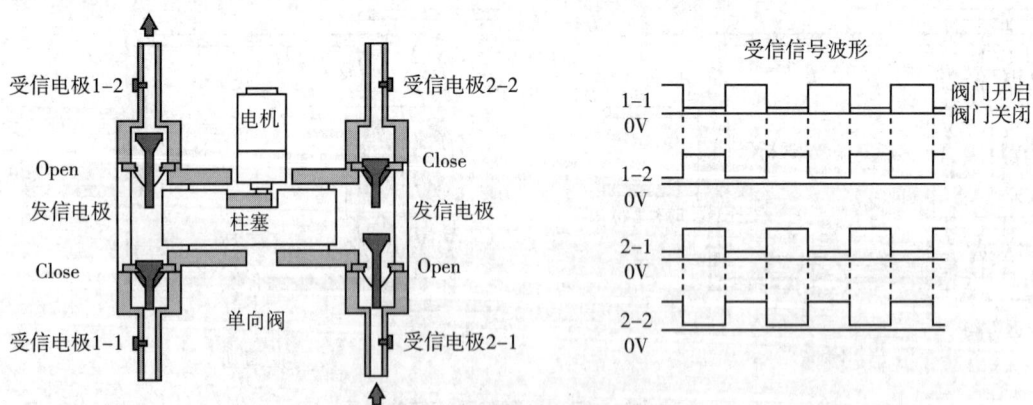

图1-19　复式泵电极监视原理

2.流量计系统　工作原理非常简单，利用泵A控制进入透析器的流量，并根据治疗的需求随时调整；利用泵B控制从透析器中出来的流量。当泵B的流量等于泵A时，患者容量不变；当泵B大于泵A时，两泵的差值就是患者的实际脱水量（图1-20）。流量计量系统的关键特征在于对透析液流量的精确计量，如果计量不准，无法控制泵速，脱水量也无法控制。

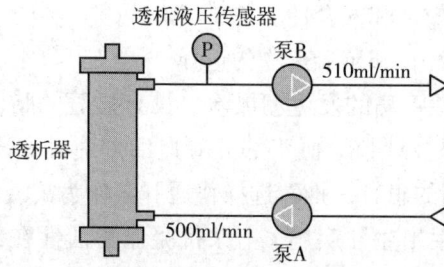

图1-20　流量计系统

目前，市场上部分品牌透析机采用电磁流量计量。它利用磁场使得透析液中的阴阳离子受到相反的洛伦兹力，计算测量正负离子偏移产生的电位差，用以计算透析液中离子的数量，进而换算成透析液的流量。也有机型利用涡轮在水流作用下转动的原理，通过计算涡轮转动的转速，换算成透析液流量。

平衡系统是透析机的核心部件，各品牌都在这一部分进行专利保护和排他性设计，了解平衡系统工作原理对排查透析机脱水准确性的问题非常有帮助。

（八）漏血检测报警系统

当透析器破膜时，血液进入透析液，如果漏血量很大，肉眼可以看到透析液变成红色或粉色；如果漏血量很小时，肉眼往往无法观察到，但对患者可能造成严重伤害。漏血检测报警系统通常利用光学原理检测透析器流出液中是否含有血液，从而判断透析器是否保持完整。现有的漏血检测器识别精度很高，通常可以达到0.5ml/500ml，能够很好地保证治疗安全。发出漏血报警时，透析机会停止血泵运转，防止进一步漏血。

三、控制检测电路

血液透析过程中，通过控制检测电路实现透析液通路及血液通路中各种参数的监测与控制，保证整个透析过程的安全、持续运行。

第三节　血液透析机基本操作

血液透析（hemodialysis，HD）采用弥散和对流原理清除血液中代谢废物、有害物质和过多水分，是终末期肾病患者最常用的肾脏替代治疗方法之一，也可用于治疗药物或毒物中毒等。患者是否需要血液透析治疗应由有资质的肾脏专科医生决定，并由其负责治疗方案的确定等。

一、治疗参数

（一）诱导透析期

1.进行相关检查　透析前应进行乙型和丙型肝炎病毒、梅毒和人类免疫缺陷病毒的血清学指标检测以及肺结核等呼吸道传染病检查，以决定透析治疗分区及血液透析机安排。

2.确定抗凝药物及方案　血液净化的抗凝治疗是在评估患者凝血状态的基础上，个体化选择合适的抗凝剂种类和剂量，定期监测、评估和调整，以维持血液在透析管路和透析器中的流动状态，保证血液净化的顺利实施；避免体外循环凝血引起血液丢失；预防体外循环引起血液凝血活化，诱发血栓栓塞性疾病；防止体外循环过程中血液活化所诱发的炎症反应，提高血液净化的生

PPT

物相容性，保障血液净化的有效性和安全性。

（1）治疗前患者凝血状态评估和抗凝药物的选择

1）对于临床上没有出血性疾病的发生和风险，没有显著的脂代谢和骨代谢的异常；血浆抗凝血酶活性在50%以上；血小板计数、血浆部分凝血活酶时间、凝血酶原时间、国际标准化比值、D-二聚体正常或轻度升高的患者，推荐选择普通肝素作为抗凝药物。

2）对于临床上没有活动性出血性疾病，血浆抗凝血酶活性在50%以上，血小板数量基本正常；但脂代谢和骨代谢的异常程度较重，或血浆部分凝血活酶时间、凝血酶原时间和国际标准化比值延长，具有潜在出血风险的患者，推荐选择低分子肝素作为抗凝药物。

3）对于临床上存在明确的活动性出血性疾病或明显的出血倾向，或血浆部分凝血活酶时间、凝血酶原时间和国际标准化比值明显延长的患者，推荐选择阿加曲班、枸橼酸钠作为抗凝药物，或采用无抗凝剂的方式实施血液净化治疗。

4）实施连续性肾脏替代治疗的患者，无论是否合并出血性疾病，均可采用枸橼酸抗凝；但对于合并血液高凝状态和（或）血栓栓塞性疾病高危因素的患者，建议采用普通肝素或低分子肝素作为抗凝药物。

5）对于以糖尿病肾病、高血压性肾损害等疾病为原发疾病，临床上心血管事件发生风险较大，而血小板数量正常或升高、血小板功能正常或亢进的患者，推荐每天给予抗血小板药物作为基础治疗。

6）对于长期卧床具有血栓栓塞性疾病发生的风险，国际标准化比值较低、血浆D-二聚体水平升高，血浆抗凝血酶活性在50%以上的患者，推荐每天给予低分子肝素作为基础治疗。

7）合并肝素诱发的血小板减少症，或先天性、后天性抗凝血酶活性在50%以下的患者，推荐选择阿加曲班或枸橼酸钠作为抗凝药物。此时不宜选择普通肝素或低分子肝素作为抗凝剂。

（2）抗凝方案的选择

1）普通肝素抗凝　适用于无活动性出血或出血风险、血液高凝状态的患者，一般首剂量0.3~0.5mg/kg，追加剂量5~10mg/h，间歇性静脉注射或持续性静脉输注（常用）；血液透析结束前30~60分钟停止追加。应依据患者的凝血状态个体化调整剂量。

2）低分子肝素抗凝　适用于无活动性出血或具潜在出血风险的患者，一般选择60~80IU/kg，推荐在治疗前20~30分钟静脉注射，无需追加剂量。

3）局部枸橼酸抗凝　适用于活动性出血或高危出血风险的患者，枸橼酸浓度为4%~46.7%，以临床常用的4%枸橼酸钠为例。在使用无钙透析液或置换液时，4%枸橼酸钠180ml/h滤器前持续注入，控制滤器后的游离钙离子浓度在0.25~0.35mmol/L；在静脉端给予0.056mmol/L氯化钙生理盐水（10%氯化钙80ml加入1000ml生理盐水中）40ml/h或10%葡萄糖酸钙25~30ml/h，控制患者体内游离钙离子浓度在1.0~1.35mmol/L；直至血液透析治疗结束。也可采用枸橼酸透析液实施。须注意，临床应用局部枸橼酸抗凝时，需考虑患者实际血流量，并依据游离钙离子的检测相应调整枸橼酸钠（或枸橼酸透析液）和钙剂的输入速度。治疗过程中，如果管路动脉端或患者静脉采血检测的总钙/游离钙（T_{Ca}/i_{Ca}）>2.5，提示机体不能及时充分代谢枸橼酸盐，应减少枸橼酸钠输入剂量或停止治疗。

4）阿加曲班抗凝　适用于活动性出血或有高危出血风险、肝素类药物过敏或既往发生肝素诱导血小板减少症的患者，一般首剂量250μg/kg、追加剂量2μg/（kg·min），或持续2μg/（kg·min）滤器前给药。应依据患者血浆部分活化凝血酶原时间的监测调整剂量。

5）无抗凝剂　适用于合并活动性出血或有高危出血风险的患者，但不适用于合并显著血液高凝状态的患者。治疗前给予4mg/dl的肝素生理盐水预冲、保留灌注血路管和透析器/滤器20分钟后，再给予生理盐水500ml冲洗；血液净化治疗过程中每30~60分钟给予100~200ml生理盐水冲洗血路管和透析器/滤器。

3.确定每次透析治疗时间　首次透析时间不超过3小时（建议2~3小时），以后逐渐延长每次透析时间，直至达到设定的透析时间［每周3次者4.0~4.5小时/次；残肾功能>2ml/（min·1.73m²）时可每周2次透析，5.0~5.5小时/次，每周总治疗时间不低于10小时］。

4.确定血流量　首次透析血流速度设置宜适当偏低，可设定为150~200ml/min。以后根据患者情况逐渐调高血流速度。

5.选择透析器　选择合适膜面积的透析器（首次透析应选择膜面积相对较小的透析器），以减少透析失衡综合征的发生。

6.确定透析液流速　透析机默认设定为500ml/min。通常不需调整，如首次透析中发生严重透析失衡，可酌情调低透析液流速。

7.选择透析液成分　透析液成分常不作特殊要求，可参照透析室常规应用。临床工作中可依据患者透析前容量负荷、血压控制情况以及血钠、血钾、血钙水平，个体化调整透析液钠离子、钾离子、钙离子的浓度。

8.确定透析液温度　常设定为36.5℃左右，根据患者临床实际情况个体化调整。

9.确定透析超滤总量和速度　根据患者容量状态及心肺功能、残肾功能、血压水平等情况设定透析超滤量和超滤速度。建议每次透析超滤总量不超过体重的5%，超滤速度建议不超过0.35ml/（kg·min）。存在严重水肿、急性肺水肿等情况时，超滤速度和总量可适当提高。在1~3个月内逐步使患者透析后体重达到"干体重"。

10.确定透析频率　诱导透析期内为避免透析失衡综合征，建议适当调高患者每周透析频率。根据患者透前残肾功能，可在开始透析的第1周透析3~5次，以后根据治疗反应及残肾功能、机体容量状态等，逐步过渡到每周透析2~3次。

（二）维持透析期

维持透析患者须建立透析病历。每次透析前均应进行症状和体征评估，观察有无出血，测量体重，评估血管通路，并定期进行血生化检查及透析充分性评估，以调整透析处方。

1.确立抗凝方案　同诱导透析期。

2.设定超滤量及超滤速度

（1）干体重的设定　干体重是指透析超滤时达到最大限度的体液减少且不发生低血压时的体重，即采用血液透析缓慢超滤至出现低血压时的体重。此时患者体内基本无多余水分潴留也不缺水，感觉舒适。由于患者营养状态等的变化会影响体重，建议每2周评估1次干体重。

干体重的标准如下。①透析过程中无明显的低血压。②透析前血压得到有效控制。③临床无水肿表现。④胸部X线无肺淤血征象。⑤心胸比值：男性<50%，女性<53%。⑥有条件者也可以应用生物电阻抗法等技术进行机体容量评估。

（2）计算超滤量　每次透析前根据患者既往透析过程中血压和透析前血压情况、机体容量状况以及透析前实际体重，计算需要超滤量。建议每次透析超滤总量不超过体重的5%。存在严重水肿、急性肺水肿等情况时，超滤速度和总量可适当提高。

（3）设定超滤速度　根据透析总超滤量及预计治疗时间设定超滤速度。在治疗中应密切监测血压变化，避免透析中低血压或其他并发症发生。

3.确定透析治疗时间　依据透析治疗频率，设定透析治疗时间。建议每周透析2次者5.0~5.5小时/次，每周3次者4.0~4.5小时/次，保证每周透析时间在10小时以上。

4.确定透析治疗频率　一般建议每周透析3次；对于残肾功能较好［残存肾尿素清除率2ml/（min·1.73m²）以上］、尿量200ml/d以上且透析间期体重增长不超过5%（控制在3%以内为宜）、心功能较好者，可予每周透析2次，但不作为常规透析方案。

5.确定血流速度 每次透析时，先予150ml/min血流速度治疗15分钟左右，如无不适反应，调高血流速度至200~400ml/min。要求每次透析时血流速度最低200~250ml/min。但高龄、婴幼儿或存在严重心律失常患者，可酌情减慢血流速度，并密切监测患者治疗中生命体征变化。

6.透析液设定 每次透析时要对透析液流速、透析液溶质浓度及温度进行设定。

（1）透析液流速 一般设定为500ml/min。如采用高通量透析，可提高透析液流速至800ml/min。

（2）透析液溶质浓度

1）钠浓度 常为135~140mmol/L，应根据血压控制情况选择。高血压控制不佳时可选用个体化的透析液钠浓度，通过测定患者3次透析前血钠水平，计算其平均血钠浓度，乘以95%作为透析液钠浓度；也可采用低钠透析液，但应注意避免肌肉抽搐、透析失衡综合征及透析中低血压或高血压发生；反复透析中低血压可选用较高钠浓度透析液，或透析液钠浓度由高到低的序贯钠浓度透析，但易并发口渴、透析间期体重增长过多、顽固性高血压等不良后果。

2）钾浓度 一般为0~4.0mmol/L，常设定为2.0mmol/L。对维持性透析患者，应根据患者血钾水平、是否存在心律失常等合并症或并发症、输血治疗、透析模式等情况，选择合适钾浓度透析液。每日透析或服用地高辛类药物者，可适当选择较高钾浓度透析液。低钾浓度透析液可引起血钾下降过快，并导致心律失常甚至心搏骤停。

3）钙浓度 常用透析液钙浓度为1.25~1.75mmol/L。透析液钙浓度过高易引起高钙血症，并导致机体发生严重异位钙化等并发症，建议使用钙浓度为1.25~1.5mmol/L的透析液。当存在顽固性高血压、高钙血症、难以控制的继发性甲状旁腺功能亢进时，选用钙浓度1.25mmol/L的透析液，并建议联合应用活性维生素D及其类似物、磷结合剂及拟钙剂治疗；血清全段甲状旁腺激素（iPTH）水平过低时也应选用钙浓度1.25mmol/L的透析液；当透析中反复出现低钙抽搐、血钙较低、血管反应性差导致透析中低血压时，可短期选用钙浓度1.75mmol/L的透析液，但此时应密切监测血钙、血磷、血iPTH水平，并定期评估组织器官的钙化情况，防止出现严重骨矿物代谢异常。

（3）透析液温度 一般为35.5~37.5℃，常设定为36.5℃。透析中通常不对透析液温度进行调整。但反复发作透析低血压且与血管反应性有关时，可适当调低透析液温度。对于高热患者，也可适当调低透析液温度，以达到降低体温作用。

二、治疗记录

加强维持性血液透析患者的管理及监测是保证透析效果、提高患者生活质量、改善患者预后的重要手段，包括建立系统而完整的病历档案和透析间期患者的教育管理，定期监测、评估各种并发症和合并症情况，并做出相应处理。

（一）建立系统完整的病历档案

应建立血液透析病历，记录患者原发病、并发症和合并症情况，并对每次透析中出现的不良反应、平时使用的药物及其他器械等治疗情况、患者的实验室和影像学检查结果进行记录，有利于医护人员全面了解患者病情，调整治疗方案，最终提高患者生活质量和长期生存率（表1-1）。

（二）血液透析中的监测

（1）体外循环建立后，立即测量血压、脉搏、询问患者的自我感觉，详细记录在血液透析记录单上（表1-1）。

（2）自我查对 ①按照体外循环管路走向的顺序，依次查对体外循环管路系统各连接处和管路开口处，未使用的管路开口应处于加帽密封和夹闭管夹的双保险状态。②根据医嘱查对机器治疗参数。③治疗开始后，应对机器控制面板和按键部位等高频接触部位进行擦拭消毒。

（3）双人查对　自我查对后，与另一名护士同时再次查对上述内容，并在治疗记录单上签字。

（4）血液透析治疗过程中，至少每小时1次仔细询问患者自我感觉，测量血压、脉搏，观察穿刺部位有无渗血、穿刺针有无脱出移位，并准确记录。

（5）如果患者血压、脉搏等生命体征出现明显变化，应随时监测，必要时进行心电监护。

（三）透析间期的患者管理

（1）加强教育，选择良好的生活方式，纠正不良生活习惯，包括戒烟、戒酒、规律生活等。

（2）饮食控制，包括控制水和钠盐摄入，透析间期体重增长不超过5%或每日体重增长不超过1kg；控制饮食中磷的摄入，少食高磷食物；控制饮食中钾摄入，以避免发生高钾血症。保证患者每日蛋白质摄入量达到1.0~1.2g/kg，并保证足够的碳水化合物摄入，以避免出现营养不良。

表1-1　血液透析（滤过）记录表单

治疗日期：20　年　月　日

姓名＿＿＿＿＿＿＿＿＿＿＿　性别＿＿＿＿＿＿＿＿　透析机号＿＿＿＿＿＿＿＿

上机前病情：□无特殊　□其他：

治疗方式：□HD　□HDF（□前稀释　□后稀释，置换量：＿＿＿＿ml）□其他：｜治疗时间：小时　分

治疗抗凝：□低分子肝素：＿＿＿U；□普通肝素：首剂＿＿mg　追加＿＿mg/h总量＿＿mg；□无肝素；□枸橼酸

处方脱水量：＿＿＿ml；透析液流量：＿＿＿ml/h｜医生签名：

透析机：＿＿＿＿＿　透析（滤）器：＿＿＿＿＿　透析液：＿＿＿＿

血管通路：□内瘘　□长期静脉导管　□临时（颈、股）静脉导管　□其他｜穿刺者：

治疗过程记录

时间	透析参数				生命体征					治疗中病情变化	
	TMP（mmHg）	静脉压（mmHg）	血流量（ml/min）	脱水量（ml）	T（℃）	HR（bpm）	R（bpm）	BP（mmHg）	SpO₂（%）	时间	记录
								/			
								/			
								/			
								/			
								/			
								/			
								/			
								/			

时间	医嘱执行记录	执行	核对		
				上次透后体重	kg
				透前体重	kg
				体重增加量	kg
				干体重	kg
				较干体重增加量	kg
				净脱水量	ml
				透后体重	kg
				本次透析体重下降量	kg

治疗小结：

医生签名：　　　　　　护士签名：

3.指导患者记录每日尿量及每日体重情况,保证大便通畅;教育患者有条件时每日测量血压并记录。

4.指导患者维护和监测血管通路。采用动静脉内瘘者每日应对内瘘进行检查,包括触诊检查有无震颤,也可听诊检查有无杂音;中心静脉置管患者每日应注意置管部位是否有出血、局部分泌物、管体有无脱出和局部出现不适表现等,一旦发现异常应及时就诊。

三、报警分析

(一)警报的意义

当即将发生不安全事件时,透析机会发出声光报警,警示操作者采取相应的动作保证患者治疗安全;当操作者的操作不规范,可能对治疗产生影响时,机器会发出提示性警示;当操作者设定的某项工程完成时,机器会按照设定的内容,对操作者进行提示,如透析结束、脱水结束等。在整个透析治疗过程中,透析机更多起到的还是安全保护的作用。

透析机报警的原则是宁可误报警,也不漏报警,如果透析机漏报警导致患者安全受到影响,说明透析机的设计存在缺陷,所以透析机对于报警的真假不进行判断,只要监测值超出了安全范围或疑似超出了安全范围,机器都会发出报警警示,需要临床操作人员确认治疗是否安全。报警种类的多少与机器的安全级别是相关联的,越新型、越先进的透析机,监测的安全项目就越多,相应产生的报警也会多。

(二)警报的表现形式

警报的表现形式主要有以下两种。①灯光报警:指示灯颜色不同,闪烁频率不同,代表着不同的意义。②声音报警:不同的音色表示不同的报警或提示信息。当对透析机的灯光和声音类型足够了解时,可以只通过灯光和声音的提示判断机器当前所处的状态。

(三)报警的种类

1.自动复位的报警 导致报警发生的原因消失后,蜂鸣器自动停止鸣响,警报自动复位。报警复位的前后,报警界限没有发生改变,也就是治疗的安全级别没有发生改变。

2.自我保持的报警 消除报警发生的原因后,必须通过手动触摸报警复位键恢复正常状态。这类报警复位后,报警限可能会发生改变,所以需要操作者确认后,才可以复位。

3.通过切断电源恢复的报警 是指通过切断并再次接通装置电源,恢复正常的报警。一般透析机的操作系统、输入系统故障,都需要重启。

(四)发生警报时透析机的基本动作

1.发生与血液相关的报警时 ①蜂鸣器停止,开关指示灯闪烁。②血泵停止。③脱水泵停止。④报警蜂鸣声响起。⑤显示报警信息。⑥静脉夹关闭。

2.发生与透析液相关的报警时 ①蜂鸣器停止,开关指示灯闪烁。②脱水泵停止。③报警蜂鸣声响起。④显示报警信息。⑤透析液输送停止。⑥加热器停止加温。

(五)警报发生的原因

报警发生时一般情况是监测值超出了报警限,当然也有情况是报警限的范围不正确。在这里提到了监测值和报警限,其实还有一个概念——实际值,因为报警时监测值与实际值大多一致,所以一般忽略了实际值的存在。可是当监测值与实际值不一致,监测值超出报警范围,而实际值在正常范围内，机器仍然会触发报警。例如浓度电极污染导致的透析液浓度低的报警，发生这种情况时，实际的透析液浓度是正常的，只是浓度电极被污染物附着变得不灵敏导致监测值偏低，最后超出报警限引起报警。这是一种假报警，因为透析液浓度没有问题，只是测量值出现偏低的情况，所以此时患者是安全的，也符合宁可误报警也不漏报警的基本原则。还有一种情况是：监测值在正常范围内，而实际值超出了报警范围。这种情况非常危险，机器不报警，患者却可能处于不安全状态。但是也不需要过度担心，只要按照正规流程操作是绝对不会出现的。

（六）处理警报的一般步骤

当警报发生时，首先需要按蜂鸣器停止开关，停止报警音，然后仔细阅读报警信息（可参考机器提示），查找警报发生的原因。在确保安全的情况下，警报复位，同时要确保在处理过程中，不发生次生危险，最后机器恢复正常运转后，再观察是否真正解决报警原因。

（七）透析机常见报警

1. 压力报警　以静脉压为例，静脉压反映的是血液流经穿刺针时受到的阻力。监测静脉压的目的是防止穿刺针脱落而医护人员不知情导致患者失血过多的情况发生，所以静脉压下限报警点（又称脱针报警点）为1.3kPa。当静脉压低于1.3kPa时，一般认为此时静脉针可能脱落，需要立即检查穿刺针的状态。

引起静脉压报警比较常见的因素如下。①疏水性过滤器进水。②静脉压监测管路上的夹子忘记打开。③穿刺针贴壁，脱落。④静脉壶滤网凝血。⑤透析器凝血。⑥静脉压传感器故障。

2. 温度报警　在透析治疗过程中最关注的温度其实是透析器内的温度，但是透析器是一次性使用的，所以在透析器内安装温度传感器是不现实的，只能在离透析器尽可能近的位置安装温度传感器来反映透析器的温度，所以温度传感器监测到的温度和透析器内部的温度是有一定偏差的。温度是受环境干扰最多的一个参数，供水温度、供电电压等都可能影响温度控制系统。当出现温度报警时，首先要筛分是多台报警还是单台报警，或是否伴有其他报警，如电导度、流量等线索来排查。如果是多台报警，则需要考虑是否为环境因素影响；如果是单台报警，则要考虑零件故障，温度传感器、加热器以及配管内部是否存在漏液问题等。当透析机检测到透析液温度不符合要求时，会切换旁路，使不符合要求的透析液绕过透析器，不与患者血液接触，从而保证患者的治疗安全。

3. 浓度报警　引起浓度报警的因素比较多，当出现浓度报警时，需要根据现有线索推理排查，一步一步去寻找真正的问题所在。透析液的品质是影响浓度报警非常重要的因素，尤其是自配液的科室，配液装置、配液手法的不同可能导致浓缩液的品质参差不齐。B液的主要成分是碳酸氢钠，配制时如果搅拌不充分可能导致溶解不充分，B粉堵塞过滤器；如果过度搅拌有可能导致碳酸氢根分解为碳酸根，当与A液混合时产生碳酸钙、碳酸镁沉淀，同样会堵塞机器内部过滤器，阻碍单向阀关闭等。由此可见，成品液相对来说品质要有一定的保证，但是成品液品质也受运输和储存环境温度影响，特别是在北方寒冷的冬天，储存室温度较低会导致B粉结晶析出；在酷热的夏天，高温暴晒加之运输中的振动等，又容易让碳酸氢根分解。

由于透析机显示的电导率是通过浓度电极测得电导计算出来的，所以浓度电极的灵敏度会直接影响浓度监测的准确性，尤其在消毒不充分时，蛋白附着、钙盐结晶会使其灵敏度降低从而影响浓度的监测。

4. 气泡报警　空气栓塞是血透治疗中最危险的报警。在体外循环末端回输人体之前，一定要加装气泡检测器。气泡检测器普遍采用超声的原理，一侧发射超声波，另外一侧接收信号，当超声波的传输路径中有气泡，超声波就会改变方向（折射或反射），导致另一侧接收的超声波信号强度下降，这个超声波信号强度下降被识别为气泡报警。检测位置有静脉壶和静脉端管路两种。①静脉壶监测：又称液面监测。优点是当识别到空气时，静脉壶中还有血液，患者相对更安全；缺点是识别精度比较低，相较于静脉端管路，静脉壶较粗，气泡检测误差相对较大。当静脉壶安装位置不合适时，可能将静脉壶内过滤器识别为气泡，触发误报警。②静脉壶之后的静脉管路监测：优点是更加灵敏，可以实现高精度监测；缺点是当报警发生时，空气已经越过静脉壶，离患者更近。使用时将静脉壶或静脉端管路夹入气泡检测装置中，当血液中气泡较多时，接收侧接收信号较弱，触发气泡报警。气泡检测精度各个厂家各不相同，最高精度能检测到0.0003ml的微小气泡。气泡检测器检测出气泡后静脉夹会立即弹出，阻断静脉管路。由于体外循环管路中存在压力，检测出气泡后，即使血泵停止转动，血路管内有压力的空气仍有可能在释放压强的同时，将气体推入患者体内，所以当气泡报警发生时就需要静脉夹、血泵同时封闭管路，避免气体进入体循环。

第四节 血液透析机的维护、保养与质量控制

一、血液透析机维护与保养

（一）维护保养的重要性

作为机电产品，故障是不可避免的。对于没有维修经验的操作者来说，完成维修任务还是比较艰巨的；即便是专职的维修技师，由于机器本身的自动化程度比较高、技术比较成熟，故障率比较低，也很难积累足够的经验。因此，定期更换易损件，保持设备一直处于良好的运行状态就显得尤为重要。

定期维护保养是保障治疗安全的重要手段。与其他的医疗检测设备不同，透析机是一种治疗型的医疗设备，一旦发生故障且在短时间内不能解决，轻则导致患者提前下机结束治疗，透析不充分；重则可能对患者生命安全构成威胁，而定期的维护保养可以一定程度上减少这种情况的发生。

国家相关法律、标准、规范等均对透析机的维护保养提出了相应要求。如《血液净化标准操作规程》中明确规定血液透析室（中心）应当按照《医疗器械监督管理条例》（国务院令第650号）以及设备使用说明书，定期进行技术安全检查、参数校对和常规维护保养。透析机的定期维护保养逐渐成为行业监管的重点。

（二）行业现状

目前透析机维护保养工作的开展并不乐观。一方面，为了应对不断增加的透析患者，透析机数量的增长速度越来越快，而经过系统培训的专业技术人员相对匮乏，加之大部分透析室缺少定期维护保养的检测仪器等，使得定期保养不够及时；另外一方面，绝大多数透析室为了节约科室成本而缩减透析室的维护保养预算，没有深刻意识到定期保养的重要意义。

（三）维护保养的优势

定期保养主张在空闲时间里对易损零件进行更换，并对相关参数进行检查确认，以便及时消除潜在的故障和安全隐患。当机器出现故障，甚至患者已经有了不良反应才进行维修，此时再小

的故障都是紧急的，这种行为无异于亡羊补牢，而定期保养却是未雨绸缪，更能够占据主动权。

根据大数据得出某个密封圈漏液情况呈正态分布，在使用2800小时后开始漏液，7500小时出现峰值，96%以上的漏液发生在6200小时以后。制造商可以根据这个信息，制定每隔6000小时更换密封圈的保养策略。

根据这个保养策略，设备运行6000小时更换密封圈可以避免96%以上的设备故障。如果把定期更换时间缩短到3000小时，可能会减少99%以上的此类故障，但需要更大的成本支出。制造商会根据成本以及对治疗安全的影响等多方面综合考虑，制定相应的更换频率。这种增加维护保养成本的方式，在医疗器械行业被大规模使用，因为治疗安全才是最重要的。

（四）维护保养的内容

1.日常检查　目的是及时发现故障隐患，及时解决。透析治疗开始前检查，主要是为了确保透析机基本性能正常。主要检查内容包括：供电系统是否正常；供排水系统是否正常；自检是否正常结束；消毒液是否残留；透析机内部有无漏液、异响等。

透析治疗结束后检查，主要是确认机器是否存在安全隐患，主要检查内容包括：透析机有无漏液和异响；患者治疗完成后有无异常表现，对透析过程中出现的报警提示进行分析确认，如与机器硬件相关及时查明原因进行维修；对透析机外表面，使用说明书要求的消毒液进行消毒；对机器内部管道消毒前，确认消毒液种类和余量，余量不足时及时补充；确认透析机已进入正确的消毒清洗程序。

2.定期维护保养　与日常检查不同，定期保养是通过对易损零件的及时更换和各传感器的定期校准来保证透析机在下次维护保养之前的正常运转，定期保养需要由经过系统培训的专业技术人员进行操作或在专业技术人员的指导下完成，而且需要高精度量具对传感器进行校准。

（1）零件定期维护保养　各品牌透析机的很多零件如密封圈、风扇滤网、过滤器等，在结构和功能上都是类似的，只是外观有所区别，都是需要定期进行更换的易损零件。

1）密封圈　主要起密封作用，在透析机的透析液管路部分很常见。使用一定时间后，密封圈发生磨损或老化，其密封性能下降，漏液漏气，会引发相关报警，影响透析机的正常使用。

2）风扇　作用是通风散热，风扇滤网是阻断外界灰尘进入透析机内部的一道屏障，可以有效地对灰尘杂质进行阻挡，避免灰尘在电路板上堆积。随着使用时间的延长，风扇滤网上会附着一层非常厚的灰尘，如果不及时进行清理或更换，可能导致透析机散热不良从而引发相应故障。

3）过滤器　在透析机的内部有很多过滤器，如过滤反渗水的过滤器、过滤空气的过滤器、过滤透析液的过滤器、过滤浓缩液的过滤器等。消毒浓度不足、消毒不充分、钙盐结晶蛋白附着等都有可能堵塞过滤器，可能影响透析机的正常治疗。

除了上述定期更换的零件之外，不同厂家之间也有所区别，具体零件更换的种类、方法、频次，请以厂家说明书为准。

（2）传感器定期维护保养　需要使用专用检测工具（精度高于透析机的精度压力表、电导率表等）对各个传感器进行确认及校准。

1）压力传感器　如动脉压、静脉压、透析液压传感器，随着使用时间的累积、元器件的老化，压力传感器的显示值可能会出现偏差，如果没有及时进行校准，就会导致透析机显示的压强与实际不符。所以可以使用高精度压力表与压力传感器连通，通过厂家指定的方法，重新调整来纠正偏差值。

2）浓度电极　可以将电导度表串联在透析液通路中，通过电导度表显示值与透析机显示值进行比较，确认误差是否在允许范围之内。当高精度量具显示值与机器显示值偏差较大时，需要考虑影响浓度的相关因素，如消毒是否充分、消毒液有效浓度是否符合说明书要求、过滤器是否堵塞等，不能盲目在机器上直接进行浓度调整。

3）脱水精度　直接影响患者的脱水情况，定期维护保养时有必要进行模拟透析确认脱水精度，如发现不符合脱水误差要求及时进行维修。

4）漏血传感器　长时间运转后，发光光源和受光电路老化时，可能会出现假的漏血报警，所以在定期维护保养过程中也需要对漏血传感器的电压进行校准。

3.清洗消毒　作为医疗器械，清洗消毒不可或缺。透析机清洗消毒主要分两大类：一类是机器外表面的清洗消毒，这部分内容各品牌说明书中都有详细的说明，使用的药剂浓度以及擦拭方法，国内也出版过相关的指南和说明；另一类是内部水路消毒，即机器内部水路消毒，具体如下。

（1）机器内部管道清洗消毒　现用透析液主要是碳酸氢盐透析液，碳酸氢盐极不稳定，在高温振动等环境中都可以分解成碳酸根和二氧化碳，碳酸根碰到A液中的钙镁离子会发生不可逆的沉淀，因此除去碳酸钙沉淀（以下简称除钙）是第一需求。透析机内部水路长期放置时会滋生细菌，如果透析过程中，脂类、代谢产物等物质通过透析膜进入透析液中，可能会助长细菌滋生，因此除脂灭菌是重要需求。

1）除钙　①醋酸酸洗：通常原液浓度30%，循环浓度为1%，常温，20分钟。②热水柠檬酸酸洗：通常柠檬酸原液50%，循环浓度2%，80℃以上，10分钟。

2）消毒　①次氯酸钠消毒：通常原液浓度5%，循环浓度0.1%，常温，20分钟。②热水柠檬酸消毒：通常原液浓度50%，循环浓度2%，80℃以上，10分钟。

无论是酸洗还是消毒，机器吸入消毒原液后，在机器内部按照一定的比例进行稀释，满足清洗消毒需求。

3）消毒液吸入泵　包括浓缩液泵和脱水泵（图1-21）。这两种设计在市场上并存，各有利弊。①浓缩液泵的优点：浓缩液泵的主要作用就是稀释，所以用浓缩液泵吸消毒液的机器内部没有高浓度的消毒液，可以有效避免消毒原液对机器内部零件的损伤。②脱水泵的优点：消毒液入口可以在透析器之后，可以用电磁阀阻断消毒液入口。即使电磁阀泄露，导致消毒液误入机器内部，消毒液也不会接触透析器，不会对患者造成伤害。

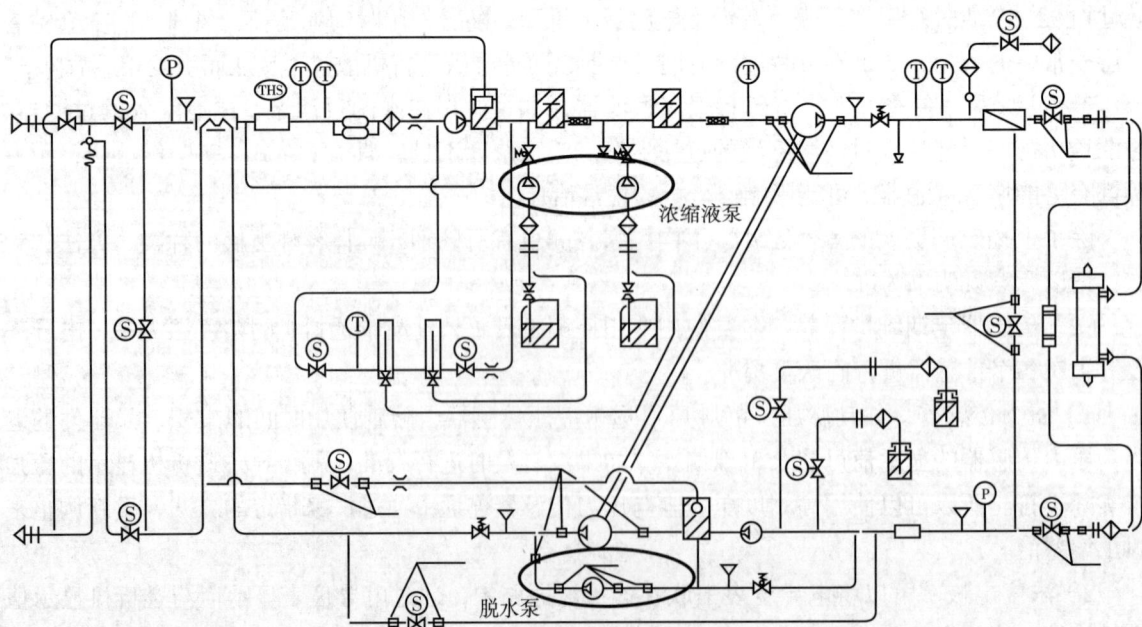

图1-21　消毒液吸入泵位置示意

两种吸液方式相互补充，用浓缩液泵吸消毒液可以更好地保护机器，但是操作者实际操作比较麻烦，每次消毒都需要进行消毒液的连接和断开。用脱水泵吸消毒液正相反，操作者进入消毒程序非常容易，但是机器必须要采用更加耐腐蚀的材料。无论是用浓缩液泵还是用脱水泵吸消毒液都存在一个问题，就是不能对机器完整清洗消毒，至少消毒液入口之前无法消毒。为了避免这个情况发生，循环是非常有效的手段，通过循环的方式，让消毒液反复多次在机器内部流动，达到清洗消毒的效果。足够的消毒液浓度和接触时间，是消毒有效性的必要保证。

4）注意事项 通常认为，透析液在进入透析器之前是"清洁"的，从透析器排出后被患者"污染"。正常的治疗过程中，透析液是单向的、无逆流的，从透析器排出后不会再进入透析器。但是在消毒循环的过程中，如果没有足够的消毒液浓度和足够的接触时间，那么这个循环可能就是一个"污染程序"。如果出现消毒循环浓度不足或循环时间不足的报警，排除原因后，要进行一次有效的消毒才可以继续使用。

机器一旦吸入消毒液，中途退出消毒程序，都会进行强制水洗，避免消毒液残留。由于使用环境的不同，透析机规定的最短消毒时间并不一定达到所需的消毒效果，必要时可进行细菌培养验证；消毒后应检测消毒液残留浓度，必要时增加水洗时间。

（2）供水管和排液管消毒

1）供水管消毒 供水管一直是消毒的死角，无论是水处理还是透析机消毒都只包含上水管。定期监测、定期更换是这部分感控的有效手段。

2）排液管消毒 部分机器使用次氯酸钠消毒时，消毒完成后排出的废液仍有消毒能力，所以排液管接近于每天消毒；使用热柠檬酸消毒时，由于排到排液管的温度可能无法达到80℃，所以没有消毒效果。没有消毒的排液管，因其富含营养物质（如反渗水），更容易导致细菌大量繁殖，甚至导致透析室的整个排液系统充满腐臭味。增加一定频率的次氯酸钠消毒，可以有效避免这种情况发生。

二、血液透析机质量控制

透析机通过大量的传感器监视治疗过程，在治疗中主要负责安全保护，保证传感器正常运转，是透析机质量控制的主要内容。

（一）来自设计的质量控制

透析机内，控制系统负责驱动电磁阀、泵工作；与其完全独立的监视系统负责对治疗参数进行安全保护。两套完全独立的系统同时负责治疗安全，可以避免由于单一故障导致不安全事件的发生。

例如，在供水控制系统中，减压阀负责将供水的压强降到透析机工作所需要的数值，是执行元件；供水压传感器实时监测减压阀后输出的压强（图1-22）。

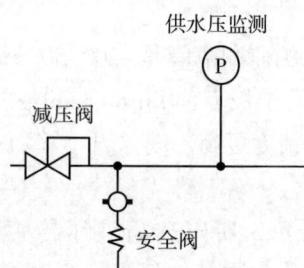

图1-22 透析机的供水控制系统

如果减压阀发生故障，输出压力异常，实时被供水压传感器识别，触发报警，停止治疗；如果减压阀正常，供水压传感器本身发生故障，测得异常数据，也会触发报警，停止治疗。由于存在两套系统的相互印证，任何一个零件发生故障时，患者都能处于安全状态。在透析机中，这样的设计非常普遍。这就是医疗器械设计领域中非常有名的"单一故障原则"，即任何一个零件故障，患者的安全都会得到很好的保护。

（二）来自自检的质量控制

透析机的自我诊断，是每次治疗开始前必须执行的一个步骤。这个步骤可以定性地识别透析机内各传感器的性能，确认各电磁阀的开闭和泵的运转、停止。

例如，漏血传感器的自检包含两个步骤：监测正常数值和监测异常数值。自检时没有血液（治疗尚未开始），漏血传感器读取数据正常，这只能说明漏血传感器还没损坏，能监测到数据；若有漏血，在一个绿色光的发光电路中串联一个电阻，导致绿色光的发光强度下降（治疗中红色的液体会导致绿色光的强度下降），即会触发一次漏血报警。只有通过了自检，透析机漏血传感器的性能才能得到认可。

（三）来自保养的质量控制

透析机和其他医疗设备不同，它有复杂的液路系统，水、浓缩液、泵、电磁阀等搭建起一个治疗系统。为了避免在治疗中发生故障，影响患者的治疗，定期更换易损件成为对透析机的普遍要求。几乎所有的品牌都选择定期更换易损件作为保持机器性能的有效手段。

选择一个合适的时间节点作为更换易损件的时机是一个难题。更换频率高，会增加成本消耗；更换频率过低，可能会导致更多故障出现在治疗中，找到这个平衡点非常重要。

（四）来自校准的质量控制

作为电子元件，传感器也会由于使用时间不断增加而出现性能老化。为保证传感器精度，就需要对机器内部传感器进行定期校准。《血液净化标准操作规程》（2010年版）中要求至少一年校准一次。这个工作可以由医院专职工程师完成，也可以委托厂家或第三方计量机构进行校准。透析机不是强制检测项目，不需要计量部门进行强制检测，但计量部门仍拥有监督权。

传感器校准通常分为3个步骤：零点校准、线性校准和中点验证。

监测数值和机器上的电信号通常都不是简单的线性关系，但是为了简化结构，通常使用两点法：在一个相对狭小的范围内，找到一条非常贴近于实际曲线的直线，代表监视数值和电信号之间的线性关系。根据电信号数值，很容易换算成监视数值。

两点法确定的直线上两个极点的数值和实际对应关系是重合的，也就是两个极点数值最准确。这两个极点的选择不是越大越好，因为这种线性替代的一个前提就是相对狭小的范围。两个极点之间，中点的误差最大，所以选取中点进行验证是非常必要的。如果中点满足精度要求，说明这次校准就是成功的。

以静脉压为例，透析机上静脉压的监测范围是 $-200\sim500\text{mmHg}$，但是在治疗中，静脉压的报警范围是 $10\sim300\text{mmHg}$，透析机会选择两个极点，0和500mmHg，中点值250mmHg。这种方法可以更好地保证在安全监视的过程中，监视精度更高、误差更小（相对于极点选择 -200mmHg 和500mmHg的情况）。

因为透析液压在治疗中可正可负，所以透析液压传感器在校准时，就选择 -500mmHg 和500mmHg两个极点，中点用0来验证。极点的选择必须覆盖工作区域。

各品牌透析机都根据设计需求，推荐了校准的工具和方法，只有获得厂家认可、经过培训的工程师才能独立完成校准工作。透析机的质量控制，须通过设计、自检、保养、校准4个方面的共同努力，以保障患者的治疗安全。

第五节　水处理系统

血液净化是透析患者维持生命的有效治疗手段，由于透析膜不能选择性地阻止透析液中的有害物质进入血液侧，透析液中所含的有害物质不但影响透析液电解质浓度，对透析机设备造成损害，而且有害物质会通过透析膜弥散直接进入患者体内，如果水质达不到标准要求，可引起急、慢性并发症，影响透析质量。国内外发生多次透析水质不合格导致的重大透析事故和灾难，轻者引起各种急、慢性透析反应，遗留不可恢复的并发症；重者导致个体或群体死亡事件发生。因此，透析用水必须符合国家行业标准《血液透析及相关治疗用水》（YY 0572-2015）的要求。水处理系统是血液净化的一个重要组成部分，透析用水处理是一个复杂和连续的过程，其中任何一部分有缺陷都会影响最终的水质。

已经有大量的临床证据表明透析用水和透析液的质量对患者生存率和生存质量有影响。人们对透析用水及透析液质量越来越重视，并且逐步意识到建立透析用水质量规范的重要性。提升透析用水质量已成为提高透析治疗质量的重要手段之一。

一、水处理系统发展简史

水处理设备经历了漫长的、不断改进与提升的过程。20世纪60年代初为开拓期，血液透析刚开始应用于临床，还没有注意到透析用水的质量与透析过程中患者的某些症状有关，此期主要是建立水处理程序，以确保透析患者的存活率。

20世纪60年代后期，随着血液透析技术的进步，人们发现透析中的一些急性并发症（头痛、恶心和高血压）与水硬度过高有关，从而开始将工业用树脂吸附罐用于血液透析用水的处理，去除胶体、钙离子、镁离子等有害物质，旨在防止硬水综合征和热原反应。

20世纪70年代后期，发现硫酸铝和氯胺加到城市用水中可以控制水的浊度和生物学污染，但同时发现，二者能引发一些透析并发症，如"透析痴呆"和贫血。因此，水处理系统被进一步改进，加入了活性炭过滤器，用于去除活性氯和氯胺。同时发现，透析过程中出现的溶血除与血液泵蠕动有关外，还可能与透析用水中过高的氯浓度有关，因此人们开始寻求清除水中氯的措施——炭罐。这一时期对水处理系统进行了改进，包括使用反渗透膜和去离子装置（混合床），进一步提高透析用水的纯度。

20世纪80年代后期，应用电去离子技术（EDI）、阴阳离子交换装置，能更有效地去除各种离子，进一步提高水质。与此同时，国外带有反渗透膜的水处理装置被引进国内，我国的透析中心相继安装反渗透水处理装置。从早年开始的软化水透析到反渗水透析，再从单级反渗水到双级反渗水，透析用水正向高纯水方向发展。水处理的基础理论研究和技术进展主要表现为水处理系统的精细改革以及超纯透析液的临床应用。

近年来，人们提出一个新的血液相容性问题，随着对细胞因子理论的研究，要求使用超纯透析液，认识到提高水质纯度可以降低炎症反应，减少心脑血管并发症，增加促红细胞生成素（EPO）敏感性，所以为提高透析液纯度，出现了双级反渗透装置、水输送管路循环和无死腔、进入透析机前透析液管路加内毒素过滤器等方法，这必将降低透析相关并发症，大大提高透析患者的生活质量及存活率。

二、水处理系统结构及功能

水处理系统由前处理系统、反渗透机装置及透析用水输送系统三大主要系统组成。水处理系统的寿命、消毒方法、消毒程序、单位时间、产水量等与生产厂家机器的型号有关。水处理设备必须持有国家食品药品监督管理局颁发的注册证方可投入临床使用。

（一）前处理系统

水处理的前处理系统包括不同规格的过滤器、加压泵、软水器、活性炭过滤器，主要是防止悬浮杂质、胶体、微生物对膜表面的污染，防止难溶性盐在膜上析出结垢，除去残余氯和氯胺，防止残余氯和氯胺对反渗透膜的侵蚀及对人体的损害，以达到反渗透膜对进水水质的要求，保障反渗透膜长期、高效、安全使用。前处理系统的设计出水流量应在反渗机出水量的2.5倍以上。

1.普通过滤器 作用是将水中的颗粒性物质阻挡在多孔介质或膜的外面。根据要阻挡的水中颗粒性物质的大小不同而分成不同的规格。当水流经过滤器时，大于相应规格的颗粒便被阻挡。一般采用不锈钢或塑料外壳内装过滤芯的方式，可去除 $5\sim500\,\mu m$ 的微粒，一般作为水处理的第一级，去除原水中的泥、沙、悬浮颗粒等。前处理系统的出口通常还会有一个过滤器，用来去除较小的污染物质（如树脂颗粒、活性炭颗粒、胶体物质等），起到保护反渗透装置免受颗粒物质破坏的作用。此类过滤芯价格便宜，应定期更换。

2.前级加压泵 作用是提高进水压力，克服前处理系统对水的阻力，保障反渗透机进水压力与流量。一般由水泵、压力容器、连接管件、压力开关和控制电路组成。水压控制在 $0.3\sim0.5MPa$，自来水水压大于 $0.3MPa$ 的医院可不装前级加压泵。

3.石英砂过滤器 反渗透装置进水对水中含铁量有严格的限制，水中铁进入反渗透系统会污染反渗透膜，还可能在铁和细菌存在时形成铁锈软泥。除铁的方法有：混凝法、化学沉积法、石英砂过滤法（沉淀过滤器）。血液透析用水前处理系统常用石英砂过滤器，里面一般有2~5层大小不等的石英砂，按由大到小的次序，先后填入，通常还会在上面增加一些锰绿砂用以除铁。锰绿砂除铁的原理是用锰绿砂中的二氧化锰（MnO_2）作催化剂，把水中的二价铁离子（Fe^{2+}）通过水中溶解的氧气，氧化成三价铁离子（Fe^{2+}），反应式如下：

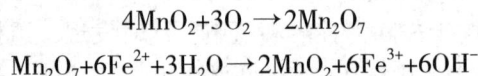

$$4MnO_2+3O_2 \rightarrow 2Mn_2O_7$$
$$Mn_2O_7+6Fe^{2+}+3H_2O \rightarrow 2MnO_2+6Fe^{3+}+6OH^-$$

锰绿砂在此过程中起到催化与过滤的作用，生成的三价铁离子与氢氧根离子（OH^-）结合生成不可溶解的沉淀，最后经锰绿砂过滤去除。

4.软水器 水的软化是为了防止透析患者因水中含有高于正常浓度的钙、镁离子而发生硬水综合征，也为了防止下游设备中生成碳酸钙，堵塞反渗透膜和其他设备。软水器本质上是一种离子交换装置。除去水中硬度离子的过程称为软化。软化的方法有多种，钠离子软化是其中一种，它采用的材料为阳离子交换树脂。含有硬度的水流经钠离子交换器，水中的硬度成分钙离子、镁离子与交换剂中的钠离子进行交换，达到了软化的目的。

钠型阳离子交换树脂使用一段时间后，出水的硬度泄漏量会逐渐增加，达到一定值时，钠型阳离子树脂失效。为了恢复交换能力，可用再生液对其进行再生，常用的再生液为氯化钠盐溶液。软水器的软化效果是用进水总硬度、进水流量、钠型阳离子交换树脂的体积与交换容量、再生频率来衡量的。

5.活性炭过滤器 是水处理的一个重要组成部分，活性炭的微孔结构可以提供非常大的表面积，吸附水中可溶性有机物或无机活性氯和氯胺、致热原、色素等。医用水处理多选用优质果核壳类的活性炭，以确保机械强度好、吸附速度快、吸附容量大。用活性炭过滤法除去水中游离氯能进行得较彻底。活性炭脱氯并不是单纯的物理吸附作用，而是在其表面发生了催化作用，促使游离氯通过活性炭滤层时，很快水解并分解出原子氧。活性炭脱氯并不存在吸附饱和问题，只是损失活性炭而已，因此，活性炭用于脱氯可以运行很长时间。利用活性炭除去游离氯和氯胺有一个空罐接触时间（EBCT）的概念，EBCT是水流过过滤器与活性炭接触的时间，除去游离氯为6分钟，除去氯胺为10分钟。

对给定EBCT值，可按下式计算所需活性炭体积：

$$EBCT=V/Q$$

式中，V代表罐中的颗粒体积（m^3）；Q代表流经罐的液体流量（m^3/min）。

从上式可以看出，活性炭除去残余氯率与水流和活性炭的接触时间有关系，当活性炭体积一定时，水流过快不能将残余氯有效除去，所以使用时单位时间的用水量不能大于规定量，定期反洗能保持活性炭与水的接触面积。在线或定期测定活性炭下游水中残余氯的浓度是监视活性炭过滤效果的简单方法，测定时应在水处理系统正常工作状态和水量较大时进行，以免造成错误判断。如发生连续超标，应减少水流量、增加反洗次数或增加活性炭的体积。大型血液透析中心应采用双级活性炭过滤器，提高吸附效果。活性炭的多孔结构以及活性炭吸附的有营养的有机物提供了细菌繁殖的环境，因此，活性炭过滤器的定期反洗或化学处理是必要的。活性炭可能释放出微粒子，在其下游必须安装保安过滤器，避免微粒子对反渗透膜的破坏。

（二）反渗透机装置

渗透是指两种不同浓度的液体被半透析膜分开，低浓度液体中的溶剂向高浓度一侧移动的过程。促使这种移动的力量称渗透压。当在高浓度溶液一侧施加外力超过渗透压时，溶剂就反向从高浓度一侧移向低浓度一侧，这一过程称为反渗透。水处理系统的反渗透装置就是根据这一原理设计的，使用高压泵施加压力迫使水通过反渗透膜。水进入反渗透装置以后，在经过反渗透膜时被分成两部分。透过反渗透膜的水称反渗水（纯水），另外一部分不通过反渗透膜而排掉，称为排斥水（浓水），其中排斥水中含有90%~99%的无机物和有机物。溶解固形物由反渗透膜截留在浓水中，含盐量很低的产品水供给透析机使用。通过浓水管道上的阀门调节浓水排出流量的大小，控制浓水和纯水的比例。

1.反渗透膜 是反渗透机的核心部件，通过反渗透原理对软化水进行高效净化。是一种极小分子孔径的半透膜，可去除溶解性无机物及细菌、内毒素、病毒、颗粒等有害物质，可以去除90%~95%的双价离子和95%~99%的单价离子，而水分子可自由通过膜而纯化。反渗透膜不仅有很高的脱盐率，也可作为很精密的过滤器，其孔径小于0.001μm。反渗透膜有很多品种，多数用有机高分子材料制成，也有少数使用无机材料制成，其性能也各不相同。常用的膜材料有醋酸纤维素膜（CA膜）、聚酰胺膜（PA膜）及复合膜。透析用水处理常用卷式复合膜，主要有低压反渗透膜、超低压反渗透膜、卫生级反渗透膜和卫生级热消毒型反渗透膜。

（1）反渗透膜的方向性 只有反渗透膜的致密层与给水接触，才能达到脱盐效果；如果多孔层与给水接触，则脱盐率明显下降，甚至不能脱盐，而透水量则提高，这就是膜的方向性。因此，若反渗透膜的致密层受损，则膜的脱盐率明显下降，透水量明显提高。

（2）反渗透膜的分离透过特性指标 主要包括脱盐率（或透盐率）、回收率和透水量等。脱盐率是指给水中总溶解固形物中的未透过膜部分的百分数；透水量指单位面积的膜在单位时间内的产水量，计算公式如下：

$$脱盐率 = \left(1 - \frac{产品水中总溶解固形物}{给水中总溶解固形物}\right) \times 100\%$$

$$\approx (1 - 产品水电导 / 给水电导) \times 100\%$$

$$系统回收率 = (总的产水流量 / 总的给水流量) \times 100\%$$

（3）反渗透的运行条件对膜的影响　膜的脱盐率和透水量是反渗透过程的关键运行参数。这两个参数受到压力、回收率、给水含盐量、温度、给水 pH 等因素的影响。

1）压力　一般复合膜的运行压力为 1~1.5MPa，低压膜的运行压力为 1.05MPa。给水压力升高使膜的透水量增大，但并不影响盐的透过量。在盐透过量不变的情况下，水的透过量增加时，产品水含盐量下降，脱盐率提高。

2）回收率　增大产品水回收率，膜的透水量下降，是因为浓水盐浓度增大，则渗透压增大。在给水压力不变的情况下，透水量减少，同时由于浓水盐浓度高，故透盐量增大，加之产品水透水量下降对产水量的影响，产品水的含盐量将升高。

3）给水含盐量　其增加影响透水量和脱盐率，使产品水的水量和脱盐量下降。

4）温度　大部分膜要求有一个合适的温度范围（25~28℃），当提高给水温度而其他运行参数不变时，产水量和透盐量均增加，水的黏度降低。一般水温每增加 1℃，产水量增加 2%~3%，但同时温度引起膜的渗透系数（KS）变大，因而透盐率增大。当温度高于 38℃ 可立刻引起膜的破坏，同时危及透析患者的安全。

（4）反渗透膜单元的标准回收率、实际回收率和系统回收率

1）反渗透膜单元标准回收率　是指生产厂家在标准测试条件下得到的回收率，一般为 15%。

2）反渗透膜单元实际回收率　是指膜单元实际使用时的回收率。为降低膜单元的污染速度，保证其使用寿命，生产厂家对单支膜单元的实际回收率做了明确规定，要求单支膜单元每米实际回收率不能超过 18%，但允许膜单元用于第二级反渗透时超过此限制。

3）反渗透系统回收率　是指反渗透装置在实际使用时总的回收率。系统回收率受给水水质、膜单元的数量及排列方式等多种因素的影响。医院透析单位多用小型反渗透装置，为节约用水，避免造成水资源的浪费，常用的方法是采用浓水部分循环，即反渗透装置的浓水只排放一部分，其余部分循环进入给水高压泵入口，这既可保证膜单元表面维持一定流速，又可节约用水。系统回收率越高则消耗的水量越少，但回收率过高会使产品水的脱盐率下降，可能发生微溶盐沉淀，浓水渗透压过高，膜单元的产水量降低，同时高压泵的容量加大，耗电增加。在实际应用中系统回收率一般控制在 60%~75%。

（5）反渗透膜单元和系统脱盐率

1）反渗透膜单元脱盐率　膜单元标准脱盐率是指生产厂家在标准条件下测得的脱盐率。膜单元实际脱盐率为膜单元在实际使用时所表现出的脱盐率。实际脱盐率多数情况下要比标准脱盐率低，这是由于标准测试条件下其标准测试溶液为氯化钠溶液，膜单元标准脱盐率表现为对氯化钠的脱除率。在实际条件下，由于水中各种离子成分不同，系统工作条件不同于标准测试条件，这些因素均会影响膜单元的脱盐率。

2）系统脱盐率　是指整套反渗透装置所表现出的脱盐率。由于反渗透装置一般串联多根膜单元，而每支膜单元的实际使用条件均不同，故系统脱盐率也有别于膜单元实际脱盐率，对于只有一根膜单元的装置，系统脱盐率等于膜单元实际脱盐率，而低于标准脱盐率。

（6）反渗透膜单元的产水量　反渗透膜单元标准产水量为生产厂家在规定的标准测试条件下测得的产水量，在实际使用时尽管预处理工艺去除水中部分杂质，但与标准测试条件下所用水源相比其水质仍然较差，为防止膜被污染，实际使用时应参考生产厂家设计原则，根据不同的进

水水源选取不同的产水量。水通量衰减速度受给水水质、污染指数（SDI）、设计水通量、运行情况等多种因素的影响，因膜单元厂家无法定量给出衰减速度，只能假设一个数值以供参考，一般SDI<3时，年衰减速度在4.4%~7.3%。

（7）反渗透膜寿命　膜单元在进水水质和使用条件符合标准的情况下，生产厂家一般对膜的质量和性能提供3年质量担保。对复合膜一般能够保证3年后的产水量在同等压力下不低于80%，透盐率不高于1.5倍。所以，膜单元的正常使用寿命主要取决于反渗透系统的产水量和出水水质能否达到要求，只要能够达到这两项指标，这套反渗透系统就一直能够使用。

（8）浓水循环方式　医院透析用反渗透系统一般少于6支膜，为提高系统回收率，把部分浓水循环回给高压泵入口，称为RO系统浓水循环。但是由于提高高压泵的容量需多消耗电能，同时给水平均浓度相对提高，因而产水盐浓度也会提高。

2. 反渗透机的监控　当反渗透机系统运行参数超过允许值时会发生报警，报警是对透析用水安全的保障。有些报警发生后，会自动切断反渗透机系统的运行，以保护系统免受损坏。

（1）温度　通过给水温度表监测。因产水量与温度有关，所以需要监测温度以便求出"标准化"后的产水量。大型设备应进行温度记录，另外，温度超过38℃会损坏膜单元，所以对原水加热器系统应设超限报警、超温水自动排放和停运RO的保护。

（2）pH　给水需加酸防止生成$CaCO_3$垢，加酸后的给水需装pH表。在使用醋酸纤维素膜时，监控pH不仅为防止$CaCO_3$垢生成，更重要的是维持最佳pH。醋酸纤维素膜的pH要求为5.7，除指示、记录、设超限报警外，还可以自动控制不合格给水排放并停运RO，还可以与流量表配合对加酸系统进行比例积分调节。

（3）压力表　给水压力表、第一段RO出水压力表、排水压力表用于计算每一段的压降（也可装设压差表），并用于对产水量和盐透过率进行"标准化"。给水泵进出口压力表用于监测给水泵进出口压力，进口压力低或出口压力高时，机器报警，给水泵停止运转（延时，以防慢开门未打开）。给水泵进口水压低报警可为供水量不足、预处理故障等导致，报警发生时系统将停止运行。

（4）流量表　产品水流量表在运行中监测产水量，每段应单独装设，以便于"标准化"RO性能数据。产品水流量应有指示、累计和记录。浓水排水流量表在运行中监测排水量，应有指示、累计和记录。从各段产品流量和排水流量可计算出各段的给水量、回收率和整个RO系统回收率。

（5）电导率表　给水电导率表、产品水电导率表分别记录相应各段水的电导率，可设置报警，从给水电导率和产品水电导率可估计出RO的脱盐率。当除去率降低、膜或密封件损坏、水质变差时产品水电导率高报警。透析用反渗水电导率正常值应小于10μs/cm，一般控制在5μs/cm以下。

三、水处理系统质量控制

（一）软水器出水硬度的监测

目前常用软化媒介多为树脂材料，本教材以树脂罐为例，供其他类型软水器参考。

1. 监测频率　每天1次。

2. 合格标准　推荐出水硬度<1GPG（17.1mg/L）。

3. 监测方法　建议每天透析治疗前进行检测，应在水处理设备运转状态下，打开树脂罐（软水器）的出水取样阀，放水至少60秒后，采集样本进行测定并记录结果。

4. 出水硬度超标常见问题

（1）再生周期过长或再生水流量过大　需要根据设备软水控制器的控制方式，调整再生周期或再生制水量。

（2）盐水未饱和，吸盐水量不足　应保证盐桶中有足够的饱和盐水，检查吸盐管路，进行手动再生。

（3）控制头故障，再生未正常进行　检查控制头设定是否正常，观察控制头动作状态，维修或更换控制头。

（4）控制头或中心管密封泄漏　检查更换密封件。

（5）树脂罐产生偏流，树脂丢失　加强再生反向冲洗，更换或补充树脂。

（二）活性炭罐除水总氯的监测

1.**监测频率**　每天1次。

2.**合格标准**　活性炭罐出水的总氯含量≤0.1mg/L。

3.**监测方法**　每天开始透析治疗前，透析用水处理设备运转至少15分钟后开启活性炭罐出水取样阀，取样进行测定并记录。

4.**常见问题**　活性炭罐出水的总氯含量>0.1mg/L时应立即停止该水处理设备供水，查找并处理相关问题，具体如下。

（1）反向冲洗周期过长　需要调整反向冲洗周期。

（2）用水量增加，活性炭充填量不足　补充活性炭。

（3）控制头故障或设定错误　检查控制头设定是否正常，观察控制头动作状态，维修或更换控制头。

（4）控制头或中心管密封泄漏　检查并更换密封件。

（5）活性炭被包裹或丢失　加强反向冲洗，更换或补充活性炭。

（三）透析用水的生物污染物监测

1.**监测频率**　细菌培养应至少每月1次；内毒素检测至少每3个月1次。

2.**合格标准**　检测结果必须符合国家行业标准《血液透析及相关治疗用水》（YY 0572-2015）的要求，具体标准如下。①透析用水中的细菌总数<100CFU/ml，细菌总数≥50CFU/ml应给予干预。②透析用水中的内毒素含量<0.25EU/ml，内毒素含量≥0.125EU/ml应给予干预。

3.**监测方法**　取样点至少应包括供水回路的末端。样本取样口应保持开启并放水至少60秒后，对样本取样口进行消毒，可使用75%乙醇消毒擦拭出水口外表面3次，待酒精完全挥发后方可采样。不能使用其他消毒剂。

4.**常见问题**

（1）未进行有效消毒　检测透析用水细菌数≥50CFU/ml，或内毒素≥0.125EU/ml时，应进行水处理系统完整消毒。

（2）反渗透膜密封件泄漏　检查更换密封件。

（3）反渗透膜破损　更换反渗透膜。

（四）透析用水的化学污染物监测

1.**监测频率**　至少每年测定1次。

2.**合格标准**　检测结果必须符合国家行业标准《血液透析及相关治疗用水》（YY 0572-2015）的要求（表1-2）。

3.**监测方法**　取样点应至少包括供水回路的末端。取样口应开启至少60秒后用专用容器取样，送检测定。

表1-2 透析用水化学污染物标准

污染物	最高允许浓度（mg/L）
铝	0.0100
总氯	0.1000
铜	0.1000
氟化物	0.2000
铅	0.0050
硝酸盐（氮）	2.0000
硫酸盐	100.0000
锌	0.1000
钙	2.0000（0.05mmol/L）
镁	4.0000（0.15mmol/L）
钾	8.0000（0.2mmol/L）
钠	70.0000（3.0mmol/L）
锑	0.0060
砷	0.0050
钡	0.1000
铍	0.0004
镉	0.0010
铬	0.0140
汞	0.0002
硒	0.0900
银	0.0050
铊	0.0020

4.常见问题

（1）反渗透膜密封件泄漏 检查更换密封件。

（2）反渗透脱盐率下降 降低回收率，更换反渗透膜。

（3）反渗透膜破损 更换反渗透膜。

（五）特殊情况下透析用水处理设备的监测与处理

疑似透析用水污染物超标、新安装的水处理设备、更换反渗透膜后、更换透析用水供水管路后的水处理设备，必须进行系统性的消毒处理，理化与生物污染检测达标后，方可投入使用。

四、水处理系统维护原则

1.透析用水处理设备的滤芯、活性炭、树脂、反渗透膜等需根据水质检测结果或按照制造商的规定进行调试、维护、保养与更换，并记录和保存文档。

2.透析用水处理设备每年应进行一次全面的维护、保养和检测，包括报警功能模拟测试、电气检测等，确保设备的正常运行，并进行相应的维持记录。

3.每天监测水处理设备的实际产水量，在制造商标明的最低温度条件下应不少于实际透析所需的水使用量，进行记录。

《血液透析和相关治疗用水》（ISO 13959-2009）标准中

透析用水的微生物限度

最初用于制备透析溶液的透析用水被认为不需要消毒。但是，很多研究证明，热原反应的发作比率与透析溶液中细菌的数量直接相关，这些研究为1982年出版的关于水质最早的美国医疗仪器促进协会（AAMI）标准规定透析用水中200CFU/ml的细菌最高水平提供了基本依据。后来，欧洲组织使用了一个更低的水平（100CFU/ml）作为透析用水的细菌限度，该规定被国际标准《血液透析和相关治疗用水》采用。由于从透析液样品的采集到获得检测结果可能需要7天，而细菌的繁殖可能很迅速，因此本标准采用干预水平法进行检测。干预水平法规定检测者在检测结果超出本标准规定的最大限值之前应启动纠正措施。

很多研究组织已经确认热原反应是革兰阴性细菌的脂多糖和内毒素所引起，并且革兰阴性水生细菌已经表现出在经蒸馏、去离子、反渗透和软化处理所制备的透析用水中具有快速繁殖的能力，用这些水制备的透析溶液也为这类细菌提供了一个非常好的生长环境。即使在低水平的微生物污染物时，由透析系统外源性内毒素所引起的热原反应也已经有报道（如出现在社区供水系统中），因此，为透析用水的内毒素含量设定一个上限值很有必要。AAMI采用2EU/ml的水平作为内毒素的上限值，因为当前用反渗透法、超滤法或二者都使用的水处理系统容易达到这个水平。欧洲组织规定0.25EU/ml为内毒素的上限值，在《血液透析和相关治疗用水》2008年的修订过程中，0.25EU/ml的限值被作为透析用水内毒素的上限值。

PPT

第六节　其他血液净化技术

一、血液滤过

血液滤过（HF）是指在血液净化过程中不使用透析液，而是在血管通路中持续补充一定量的置换液，与血液充分混合，再以相同的速度进行超滤，以达到清除体内过多的水和毒素的目的，主要模仿正常人体肾脏滤过和重吸收功能。

与血液透析相比，血液滤过具有对血流动力学影响小、中分子毒素清除率高、使低血压患者在透析过程中更加平稳及顺利等优点，但对小分子毒素清除较差。血液滤过时使用的置换液分为注射剂配置及设备制造两种，一般需20~40L，直接注射体内，因此对设备及置换液要求较高。置换液要求为无菌、无病毒及无致热原的液体。

二、血液透析滤过

血液透析滤过（HDF）综合了血液透析（HD）和血液滤过（HF）的优点，即通过弥散高效清除小分子物质和通过对流高效清除中分子物质。普通HD由于对中分子毒素的清除不足，且可诱导新的毒素产生，引起的并发症较多，使患者的生活质量降低，死亡率升高。

HDF能有效清除中分子物质，减少透析并发症，提高患者的生活质量，延长生存期，降低死亡率。HDF与普通HD相比，有更稳定的血流动力学状态，能有效清除中小分子尿毒症毒素，患者有较好的耐受性，透析中低血压、头痛和恶心呕吐等不耐受情况明显减少，由于清除中分子物质如β_2微球蛋白和PTH，有利于骨病的控制，还能改善患者的抗氧化能力，增加脱水量，生物相容性好，清除炎症介质，有利于改善患者的病情。尤其适用于顽固性高血压、血流动力学不稳定和对透析不耐受者。

三、血浆置换

血浆置换（PE）是将全血引出体外分离成血浆和血细胞成分，将患者的血浆舍弃，然后以同等速度将新鲜血浆、白蛋白溶液、平衡液等血浆代用品代替分离出的血浆回输进体内的过程，达到减轻病理损害、清除致病物质的目的。血浆置换已经成为一种常见的血液净化疗法。

血浆置换的临床实施具体如下。①建立血管通道、抗凝，并将管道与血浆分离器连接，确保血流量达50~80ml/min，置换液回输率要与血浆排除率平行，一般不超过30~50ml/min，以避免过快输入置换液引发不良反应。②根据病情需要可使用双重滤过、冷滤过等方法。③常用肝素或枸橼酸钠抗凝。存在严重出血倾向及出血风险患者肝素应减量，并注意监测活化部分凝血活酶时间（APTT），枸橼酸钠用量与血液量比为（1:15）/（1:30）。

四、免疫吸附

免疫吸附（IA），是将高度特异性的抗原、抗体或有特定物理化学亲和力的物质（配体）与吸附材料（载体）结合制成吸附剂（柱），选择性或特异地清除血液中的致病因子，从而达到净化血液、缓解病情的目的。其不同于一般非特异的血液灌流。免疫吸附疗法是在血浆置换的基础上发展起来的新技术，其优点是对血浆中致病因子清除的选择性更高，而血浆中有效成分的丢失范围与数量更小，同时避免了大量血浆输入所带来的各种不良影响。

免疫吸附疗法分为血浆分离吸附和全血直接吸附。前者将患者血液引出体外建立体外循环并抗凝，先将血液经过血浆分离器分离，再将血浆引入免疫吸附器，以选择性吸附的方式清除致病物质，然后将净化的血浆回输体内，达到治疗目的，后者不需要分离血浆，全血直接进入免疫吸附柱进行免疫吸附。

五、血液灌流

血液灌流（HP）是将患者的血液引入装有固态吸附剂的灌流器中，通过吸附作用，清除血液中透析不能清除的外源性或内源性毒素、药物或代谢废物的一种血液净化技术。主要用于抢救药物和毒物中毒，也可与血液透析合用以清除慢性肾衰竭维持性透析患者体内的大分子毒素。

六、连续性肾脏替代治疗

连续性肾脏替代治疗（CRRT），又称连续性血液净化（CBP），是一种新的血液净化方法。1995年第一届国际连续性肾脏替代治疗会议规定，采用每天连续24小时或接近24小时的连续性血液净化疗法，替代受损的肾脏功能的净化方式，即为连续性肾脏替代治疗。连续性肾脏替代治疗包括连续性动静脉（CAVH）、静静脉血液滤过（CVVH），连续性动静脉（CAVDH）、静静脉血液透析（CVVDH），连续性动静脉（CAVHDF）、静静脉血液透析滤过（CVVHDF）等模式。CRRT和生命体征监护、机械通气、体外膜肺合称为危重患者的"三大生命支持技术"。

岗位对接

本章是医疗器械类专业学生必须掌握的内容，从事血液透析临床工程师相关岗位的从业人员均需掌握血液净化相关设备的维护与管理、设备的质量控制，熟知院内感染控制等内容，关心和收集血液净化相关医疗设备发展动态的信息，为成为合格的血液透析维护工程师奠定坚实的基础。

本章小结

血液透析机	血液透析基本知识	肾脏的结构及生理功能
		肾脏疾病
		血液透析基本原理：扩散、对流、超滤、渗透、吸附
		血液透析临床应用
		透析器种类及特点
	血液透析系统结构	体外血液循环通路
		透析液通路
		控制检测电路
	血液透析机基本操作	治疗参数
		治疗记录
		报警分析
	血液透析机的维护、保养与质量控制	血液透析机维护与保养
		血液透析机质量控制
	水处理系统	水处理系统发展历程
		水处理系统结构及功能
		水处理系统维护
		水处理系统质控
	其他血液净化技术	血液滤过
		血液透析滤过
		血浆置换
		免疫吸附
		血液灌流
		连续肾脏替代治疗

实训一　血液透析机结构认知

【实训目的】

1.掌握血液透析机设备构成。

2.熟悉实训室血液透析机品牌、型号信息；血液透析机设计用途、使用人员、使用环境等基本知识。

3.了解血液透析机用户界面组成及相关符号定义。

【工具准备】

血液透析机、血液透析器、血液透析管路、透析液、电源等。

【操作步骤】

1.血液透析机外观初识 观察设备外观，注意生产厂家、型号、出厂日期及编号等标识信息，上网搜索相关设备及厂家信息。

2.阅读血液透析机使用说明书（用户手册、维修保养手册） 掌握对应型号血液透析机设备用途、使用人员要求、使用环境要求、使用注意事项等重要信息。

3.熟悉血液透析机组件构成 正确识别血液透析机组成部件和位置：体外血液循环管路（血泵、肝素泵、压强监测口、气泡监测及静脉血路夹等）、透析液通路（透析液脱气系统、混合系统、漏血检测器、复式泵等）、透析器、显示与控制单元等。

4.熟悉血液透析机用户界面 包括有效触摸键的屏幕、固定键、旋转钮、菜单功能等。

【实训提示】

在进行本次实训时，首先应注意观察设备外观，找出对应生产厂家和型号，借助网络查询对应设备相关信息，全面了解设备功能特点。其次，认真阅读说明书，并近距离与实物比对，熟悉对应机型结构、各部分名称用途、设计特点等。

【实训总结】

实训结束后，总结指导教师在布置任务时的重点要点，总结体外血液循环通路、透析液通路结构构成等。

实训二 复式泵拆装

【实训目的】

1.掌握复式泵拆装操作规范。

2.熟悉复式泵功能及结构。

3.了解复式泵工作原理。

【工具准备】

复式泵、止血钳4把、十字螺丝刀、对边长为7mm套筒扳手、精密螺丝刀、耐水性砂纸（600~1000号）、纱布、高密封硅胶油（HIVAC-G）等。

【操作步骤】

1.将复式泵从机器上拆出 先拆下复式泵固定螺钉，半拉出复式泵，用4把止血钳分别夹住复式泵进出口的硅胶管，拔掉4个接口的硅胶三通。

2.排掉复式泵中的存水 先拆下复式泵两侧上端的单向阀，并将复式泵中的存水倒干净。

3.拆下所有单向阀 拆下复式泵下端的单向阀，注意单向阀、O型圈、接管的次序；单向阀、O型圈是易损件。

4.拆下复式泵密封圈 拆解复式泵两侧金属端盖，密封圈隐藏在端盖里，密封圈是易损件。

5.拆下带状轴承 复式泵两侧的金属支撑圈中各有一条带状轴承，带状轴承是易损件。

6.拆出滑块 从电机后部拆下4颗螺钉（其中下面两个有螺母），将变速箱与座体分开，滑块在变速箱前端的凸轮轴上，滑块是易损件。

7.按照机器《维修保养手册》更换易损件后，按照相反的次序安装完成。

【实训提示】

1.拆装过程中体会一颗螺钉固定一个部件的设计理念。

2.电机排线连接器拆装时，要求在视线中操作。

3.电机和变速箱是一个整体，用不干胶粘贴，一旦撕开无法恢复，无特殊需求禁止拆开。

4.滑块有方向，圆形凸起侧对向偏心轴；长条形凸起侧对向柱塞。

5.金属支撑圈安装时注意方向，二层台肩侧向外，安装后可见。

6.复式泵密封圈应在耐磨层上涂抹少量HIVAC-G，先套在柱塞上，再安装两侧金属端盖。

7.注意两侧端盖上的箭头标记向上。

8.注意单向阀、O型圈、接管的位置。

【实训总结】

1.实训结束后，总结指导教师在布置任务时的重点要点，尤其是单向阀的更换。

2.完工后，滑块方向、两侧端盖方向、支架方向、支架固定螺钉方向、单向阀方向、O型圈位置等易错位置，要重点检查。

3.复式泵安装完成后自检合格方可使用，微小偏差可以重新进行背压阀压力调整，必要时重新拆装。

习题

习题

一、单项选择题

1.在溶液某一区域中某种溶质的浓度特别高，这种溶质就会分散到浓度低的区域，均匀地分布在一个限定区域，这种现象称为（　　）

A.扩散　　　　　　　B.渗透　　　　　　　C.超滤　　　　　　　D.对流

2.在压力梯度作用下，液体通过薄膜的物理过程称为（　　）

A.扩散　　　　　　　B.渗透　　　　　　　C.超滤　　　　　　　D.对流

3.透析液通路不包括下列哪种结构（　　）

A.温度自动控制系统　　B.脱气装置　　　　　C.配比装置　　　　　D.血泵

4.透析的目的是用透析机取代肾脏的排泄功能，通过人工方法，把患者（　　）中多余的液体和无用的溶质排出体外

A.尿液　　　　　　　B.汗液　　　　　　　C.血液　　　　　　　D.唾液

5.透析用水处理设备的产水水质必须符合并达到透析用水国家行业标准（　　）

A.《血液透析及相关治疗用水》（YY 0572-2015）的要求

B.《血液透析机相关治疗浓缩物》（YY 0598-2015）

C.《医疗机构水污染物排放标准》（GB 18466-2016）

D.《血液透析设备》（YY 0054-2010）

6.透析用水中的细菌总数应小于（　　）

A.0CFU/ml　　　　　B.10CFU/ml　　　　C.50CFU/ml　　　　D.100CFU/ml

7.水处理系统主要构成不包括下列哪项结构（　　）

A.前处理系统　　　　B.反渗透机装置　　　C.透析用水输送系统　D.配比装置

8.透析用水中的内毒素含量应小于（　　）

A.0.03CFU/ml　　　　B.0.125EU/ml　　　　C.0.25EU/ml　　　　D.0.5EU/ml

9.树脂罐（软水器）的出水硬度，推荐小于（　　）

    A.0.07mg/L　　　　　　　B.0.1mg/L　　　　　　C.10 mg/L　　　　　　D.17.1mg/L

10.活性炭罐出水的总氯含量应≤（　　）

    A.0.07mg/L　　　　　　　B.0.1mg/L　　　　　　C.10 mg/L　　　　　　D.17.1mg/L

11.透析用水细菌培养监测频率为至少（　　）

    A.每天1次　　　　　　　B.每月1次　　　　　　C.每3个月1次　　　　　D.每年1次

12.透析用水内毒素检测频率为至少（　　）

    A.每天1次　　　　　　　B.每月1次　　　　　　C.每3个月1次　　　　　D.每年1次

13.透析用水的化学污染物检测频率为至少（　　）

    A.每天1次　　　　　　　B.每月1次　　　　　　C.每3个月1次　　　　　D.每年1次

二、简答题

1.透析机中的血液回路包括哪些装置？

2.请简述血液透析机的工作原理。

3.水处理设备中的前处理系统包括哪些装置？

第二章　人工心肺机

💬 **案例讨论**

案例　人工心肺机在用前开机时发现一滚柱泵泵头晃动，噪声明显，压力调节不易进行。

讨论　什么原因导致该泵工作异常？如何解决此故障？通过学习人工心肺机结构及工作原理，详细分析故障产生原因，合理利用工具对故障维修。

PPT

第一节　概　述

体外循环（extracorporeal circulation，ECC）是指通过人工心肺机将回心血液引流至体外，经氧合后再输回人体，从而临时完全或部分代替心肺功能的一种专业技术，又称心肺转流（cardiopulmonary bypass，CPB）。体外循环技术使常规条件下难以进行的心内畸形、高难大动脉疾病纠治手术得以开展，开创了心血管外科学的新纪元，成为心脏、血管疾病外科治疗的必备技术。

一、体外循环发展简史

1812年，法国 Le Gallois 提出一个设想：如果能用某种装置代替心脏，注射自然或人造的动脉血，就可以成功地长期维持机体任何部分的存活。这一思路堪称离体器官体外灌注的先河。要进行离体器官体外灌注必须解决3个问题：一是足够的血流动力（人工心或血泵）；二是充分的血液气体交换（人工肺）；三是满意的血液抗凝。19世纪生理学研究进行的动物离体器官的体外灌注实验，对灌注液、灌注动力和血液体外氧合等问题进行了不断的探索。Bernard（1848年）和 Brown-Sequard（1858年）使用注射器灌注离体器官，后来演变成马达驱动的活塞泵。1882年提出通过血液使空气泡氧合，该法为最早的血液氧合装置——鼓泡式氧合器的开端。1885年研制出的第一套人工心肺机将血液以薄膜形式分布在旋转的圆筒上完成血液氧合，并做了离体器官灌注。

1916~1918年从动物的心脏和肝脏中提取出肝素，但纯度不够，1936年达到在人身上应用的程度。1925年德国外科医生Beck发明了滚压泵，用于输血并获得专利。

1931年一次失败的手术，使美国人Gibbon产生了将体外循环应用于人的设想，1937年发表了第一篇报告："实验性阻断肺动脉期间人工维持循环"，报告中描述了对三只猫进行肺动脉阻断，同时用他研制的人工心肺机进行全身转流，结果存活2小时以上。Clark在1950~1952年设计了具有三个室的鼓泡式氧合器，并使用硅油进行祛泡。1951年4月Dennis在明尼苏达大学医院进行了第一次尝试，用人工心肺机进行全身体外循环，为一房间隔缺损患者进行直视手术，心肺机工作正常，但手术失败。1952年，Cohen，Anderson和Watson于常温下阻断上下腔静脉，只保留奇静脉回流血液，结果显示，在30分钟内心脑功能保持正常，只需8~14ml/（kg·min）流量即可保证重要脏器的安全灌注。此实验排除了高流量灌注带来的严重并发症，又创造了无血的手术视野。最早成功进行心脏直视手术的是Lewis，1952年9月他采用全身体表中低温技术，在血流暂停的条件下成功地为一位5岁女孩施行了房间隔缺损修补术，但对复杂的心脏直视手术依靠单纯低温技术则不能完成。世界上首例成功的体外循环下心脏直视手术是1953年5月由Gibbon完成的，他使用DeBakey滚压式血泵、垂直网筒血膜式氧合器，成功为一个18岁女孩闭锁了房间隔缺损。术后恢复良好，患者长期存活。这一成功宣告了体外循环时代的到来，也鼓舞了世界各地从事人工心肺机研制的研究者，心肺转流技术不断被完善。

1955年，Melrose等首次提出化学性心脏停搏，向主动脉阻断近端注射2.5%柠檬酸钾致心脏舒张，但产生直接心肌损伤。1955年Rygg，1956年Dewell，1957年Gott又先后研制出一次性塑料袋式鼓泡式氧合器，适于工厂大规模生产，使用也更加简便。1961年，Zuhdi用5%葡萄糖溶液代替部分血液预充，稀释血液，既安全、省血，又利于微循环灌注，解决了早期体外循环使用全血预充造成的血源紧张和严重并发症。1969年，Lande用硅橡胶膜制成了膜肺，使气血交换面减少为原来的1/10，并可用于长时间氧合。20世纪70年代后期，Follette等提出了冷高钾含血停跳液的概念，大量研究结果证明其有血液强大的缓冲作用及携氧能力，从而被广泛接受。随着研究进一步深入，揭示了心肌保护重点在于减少氧耗，在使用停搏合并低温降低氧耗的技术中，心肌机械活动停止及心肌处于无张力舒张状态所降低的氧耗占所有降低氧耗的90%，而低温所起的作用只占10%，这一结果引起温血停跳液的流行。1973年Biomedicus 600型离心式血泵问世，其具有对血液的破坏比滚压泵轻、不会将空气泵入动脉管道等优点，在体外循环中应用逐渐增多，特别是现今在ECOM中被广泛应用。

我国在20世纪50年代中期开展了体外循环的研究。1956年上海市胸科医院和上海医疗器械厂合作设计了滚压式血泵和鼓泡式氧合器；1957年生产出第一台国产人工心肺机，同年先后于西安和上海开展了体外循环的动物实验研究；1958年6月西安第四军医大学苏鸿熙教授应用人工心肺机成功为一例6岁男童施行室间隔缺损直视修补手术；1958年7月上海市胸科医院应用人工心肺机在体外循环下为一例先天性肺动脉瓣狭窄患者行矫治手术也获成功。其后，上海医疗器械厂与上海体外循环协作组合作，先后研制出上海Ⅰ型、上海Ⅱ型人工心肺机；1959年国内心血管疾病会议后，在全国范围内广泛开展了体外循环心内直视手术。

二、人工心肺机基本知识

（一）心脏及血液循环系统生理学基础

1.**心脏的结构** 心脏位于胸腔中纵隔内的上方，两肺之间，约2/3在身体正中线的偏左侧，1/3在右侧，并略向左扭转，所以右半心偏于前方，左半心偏于后方。心脏外观可分为心底和心尖，两面和两缘。

心底朝向右后上方，较宽大，与出入心脏的大血管相连，心尖朝向左前下方。心脏的前面为胸肋面，大部分被两肺遮盖，仅小部分与胸骨和肋软骨相邻；后面为膈面，贴在膈上。右缘锐利，左缘钝圆。心脏在人体内的自然位置，恰与用右手写字时的位置相仿，手背相当于心底，手指尖端相当于心尖。心脏表面近心底处有一环形的冠状沟，分隔心房和心室。心脏的前后面有前、后室间沟，为左、右心室的分界。

在心脏内部，由上部的房中隔和下部的室间隔将心脏分成互不相通的左、右两半。左、右两半又分别被左、右房室口及周围的瓣膜分为上部的心房和下部的心室。因此，心脏可分为四个腔，即上部的左、右心房和下部的左、右心室。通过左半心的是动脉血，通过右半心的是静脉血。

2.血液循环　是指血液在心脏和全部血管所组成的管道中进行的循环流动。根据血液循环的途径不同，可以分为体循环和肺循环两部分。

（1）体循环　血液由左心室进入主动脉，再流经全身的各级动脉、毛细血管网、各级静脉，最后汇集到上、下腔静脉，流回右心房，这一循环途径称为体循环。在体循环中，当血液流经身体各部分组织细胞周围的毛细血管时，不仅把运来的营养物质输送给细胞，把细胞产生的二氧化碳等废物带走，而且红细胞中的血红蛋白把其所结合的氧气释放出来，供细胞利用。这样血液就由动脉血变成了静脉血。

（2）肺循环　流回右心房的血液，经右心室压入肺动脉，流经肺部的毛细血管网，再由肺静脉流回左心房，这一循环途径称为肺循环。在体循环进行的同时，肺循环也在进行。肺循环以右心室为起点，静脉血射入肺动脉，再流经肺部毛细血管网。在这里，肺泡和毛细血管中的静脉血进行了气体交换，二氧化碳由血液进入肺泡，氧气从肺泡进入毛细血管的血液中。这样，原来含氧气较少的静脉血变成了含氧气较多的动脉血，动脉血经肺静脉流入左心房，完成了肺循环。

（二）人工心肺机体外循环工作原理

使用人工心肺机进行体外循环时，整个管道系统的静脉血液被阻止进入右心房，各血管汇合点静脉血通过管路系统输送到体外的氧合器中，经过充氧处理后的血液由一台血泵通过主动脉的分支管送入动脉系统中，然后进入各毛细血管与组织细胞进行物质交换，而主动脉瓣则因血液压力作用呈闭合状态，因此进入左心室的血液被阻断。所以心脏的内腔始终没有血液进入，心脏内处于无血状态，因此进行心脏直视手术比较方便。此时，心脏的主动脉、腔静脉与体外循环装置、氧合器构成了一个封闭的循环回路，完成了心脏与肺脏的功能，即一个体外循环系统。人工心肺机体外循环的目的是在手术期间维持良好的微循环和机体内环境，在细胞水平上进行有效的气体和物质交换。

（三）人工心肺机临床应用

在建立体外循环前，必须在人工管道、人工肺、微栓过滤器等与患者循环系统连接的装置预先充满等渗平衡液、人工胶体或血液，并排尽气体，此过程称为预充。心脏手术时，通常经胸骨正中开口显露心脏，游离上、下腔静脉并分别套绕阻断带。静脉注射抗凝药物肝素300U/kg，测定活化全血凝固时间（activated coagulation time 或 activated clotting time，ACT）超过350秒后，自升主动脉插入动脉插管并与体外装置供血管连接；自右心房插入上、下腔静脉插管或单根心房管与体外静脉血引流管连接。ACT ≥ 480秒后方可开始体外循环转流，静脉血在血泵驱动下经人工肺气体交换后自升主动脉注入，也可经外周血管（股动静脉）建立体外循环。

体外循环开始后即可进行血液降温。灌注流量可按体重或体表面积计算，一般维持50~80 ml/（kg·min）或1.8~2.4L/（m²·min），低温可降低代谢，随温度降低可减小流量，从而减少手术视野的回血，也可减少血成分的机械性破坏。平均动脉压即灌注压一般维持在50~80mmHg。小儿代谢率较高、基础血压较低，故其需要较高流量，而灌注压可稍低。可通过监测混合静脉血氧饱和度（SvO_2）、患者血压、尿量、体温变化速度、酸碱平衡及乳酸水平等来判断组织灌注充分与否，维持$SvO_2 \geq 70\%$，尿量≥ 0.5ml/（kg·h），酸碱平衡及乳酸水平正常。灌注不足时，可通过提高灌注流量、血红蛋白浓度、扩张小血管等措施来改善。阻断升主动脉后，自阻断近段升主动脉或冠状动脉窦灌注心脏停搏液，使心脏迅速停搏以保护心肌。阻断前，经右上肺静脉插管行左心引流减压也有利于心肌保护。待心内操作完毕，经心内排气后开放阻断钳、恢复心脏循环和节律。当患者体温恢复正常，血压、血气、电解质、酸碱平衡达标后，逐步降低流量至停机。注射鱼精蛋白中和肝素后，患者平稳即可拔除插管。在临床应用中使用人工心肺机实施体外循环，可以分为全部循环和局部循环两种方法。

1.全部循环法 是指将人体上、下腔静脉血液全部引出体外，血液循环越过心肺部分，通过人工心肺机将静脉血变为动脉血的方法。一般的先天性及部分后天性心脏病与主动脉疾病都可用这种方法施行手术。全部循环法血液流动路径如图2-1所示。

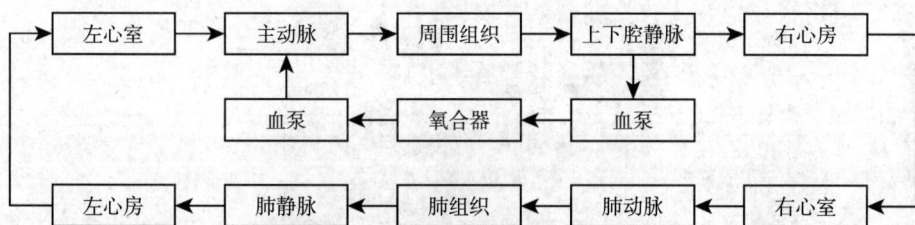

图2-1 全部循环法血液流动路径

2.局部循环法 包括单侧心脏循环法和降主动脉循环法。

（1）单侧心脏循环法 右侧或左侧的心脏均可用作循环，多用于后天性心脏瓣膜病变的手术。血液流动路径如图2-2所示。

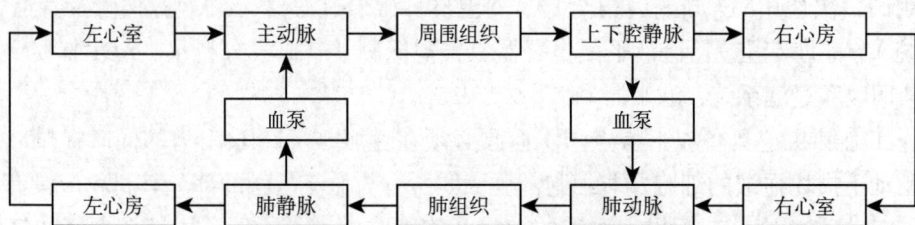

图2-2 单侧心脏循环法血液流动路径

（2）降主动脉循环法 在左右心脏或左锁骨下动脉内置入导管，由人工心肺机抽出部分充氧血，然后再注入远端动脉内。是用于施行肺动脉瘤切除与移植手术的最好方法。这种方法不需充氧装置，减少血细胞破坏及化学成分的改变，且能较长时间阻断主动脉不致产生因夹住主动脉而引起的相关病变，血液阻断可在正常状态下进行，心脏的应激性也可消除。降主动脉循环法的血液流动路径如图2-3所示。

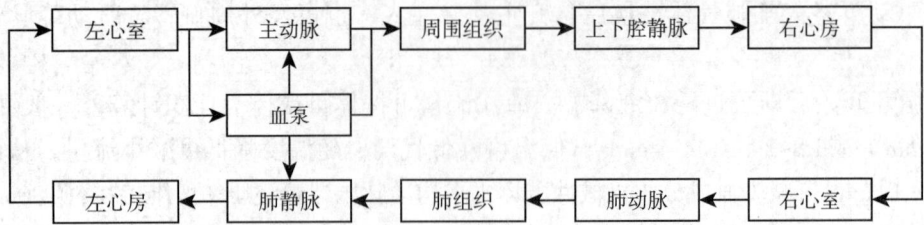

图2-3 降主动脉循环法血液流动路径

第二节 人工心肺机结构

人工心肺机又称体外循环机（图2-4），主要用于心脏手术的体外循环、肺移植的辅助呼吸、大血管外科手术以及急性呼吸衰竭的辅助治疗等。

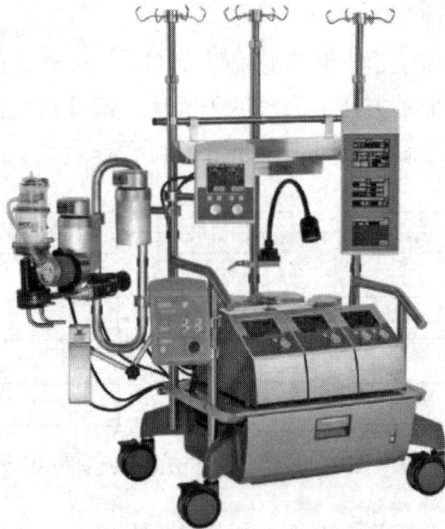

图2-4 人工心肺机

人工心肺机的基本结构包括人工心肺机主机（血泵、控制台、监测及显示装置、变温水箱）和配套使用的一次性用品及配件（氧合器、变温器、微栓过滤器、动静脉插管及管道、心肌保护灌注系统）；辅助装置包括血液平面报警器、气泡探测器、血气分析仪、ACT监测仪、尿量监测仪、血液回收和过滤系统、滤水器。

理想人工心肺机应具备以下特点。①血泵必须在克服500mmHg阻力的同时提供7L/min的流量。②泵驱动不损坏血液的细胞及非细胞部分。③所有与血流接触的部分其材料应具有高度的稳定性和良好的血液相容性，不损害血液的细胞及非细胞成分。④氧合器具有良好的气体交换性能，在较长时间心肺转流时，气体交换率不下降，过滤阻力增加不明显。⑤监测校正应该准确并且可恢复，以便精确监测各项指标。

一、控制台

控制台又称底座，作为人工心肺机的基本单元，可按需添加所选部件。控制台提供心肺机各部件所需电源，应急电源可以为整机提供不间断电源。外接电源与电池之间的切换，电池充电均可自动完成。底座均配备立柱系统和输液架，方便安装附件；配有侧栏和万向轮，方便移动。

二、血泵

血泵用于代替心室的搏出功能，术中失血回吸或心脏停搏液的灌注，是人工心肺机的动力部分。一个完整的体外循环系统一般由4~5个泵组成，分别用作主动脉泵、吸引泵、排空泵、心肌保护液灌注泵。

血泵在发展过程中曾有多种类型，按结构可分为指压式泵、往复式泵、滚柱泵和离心泵等。目前应用最为广泛的是滚柱泵和离心泵。

（一）滚柱泵

1.基本结构 滚柱泵（又称滚压泵）由驱动电机、泵头和控制系统组成（图2-5、图2-6）。

（1）泵头 由泵槽、滚柱、管夹、泵盖组成，有单头泵和双头泵两种类型。单头泵在一个泵位上只有一个泵；双头泵有两个独立的小泵，可用于小流量灌注。

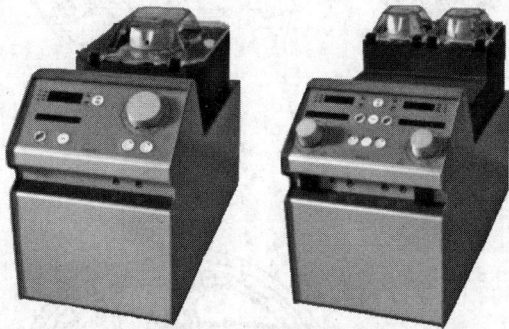

图2-5 滚柱泵

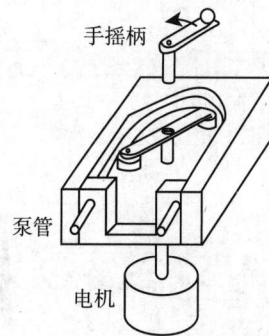

图2-6 滚柱泵结构示意

（2）控制面板 见图2-7。

2.工作原理 滚柱泵通过一个半圆形的槽（内有一个转子）连接两个呈180°排列的相同的滚柱。管道被安装在槽和转子之间。电动机通过传动装置与泵中心轴连接，驱动滚柱在半圆形的泵槽内旋转滚动。其中一个滚轴离开泵槽时另一个滚轴进入泵槽，推动血液向前流动。泵头可以通过调节松紧来控制泵管闭塞情况以达到对泵压的控制，流量依据泵头每分钟的转速和泵管管径计算得出。泵均配有手动装置，以便在停电时继续运转维持循环。滚柱泵价格低廉、使用方便，是一种不可替代的泵。

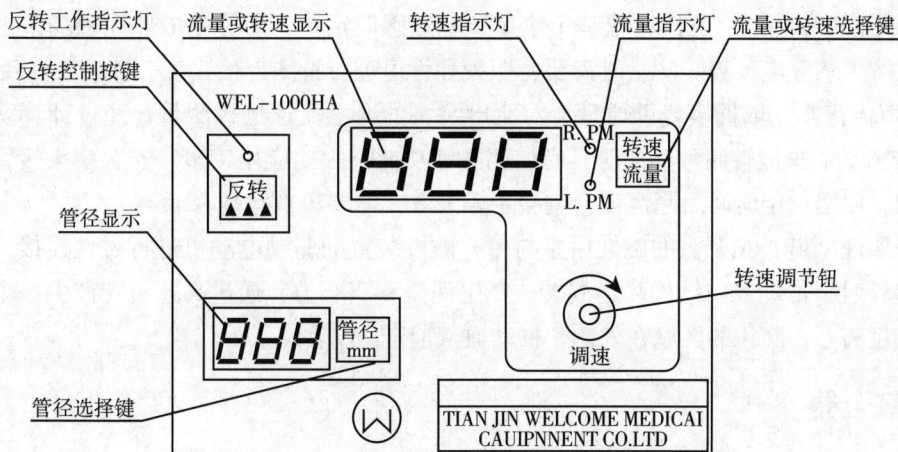

图2-7 滚柱泵控制面板

（二）离心泵

1.基本结构 包括离心泵头、驱动电动机、控制系统、流量传感器、手摇驱动单元（在断电时手摇转泵维持运转）（图2-8）。

（1）离心泵头 泵头内部结构有两种：一种是锥体型离心泵头（图2-9），泵头内为一系列旋转锥体，最内层的锥体底部带有磁性环与驱动装置通过磁性相连；另外一种泵头内部有高度光滑的翅片（图2-10），通道连接周围四个对数曲线翅片通过锥体内部形成一个螺旋腔，使其能在低转速时推动足够量的血液。相比锥体型离心泵头，可以减少因高速旋转产生的热量对血液的破坏。

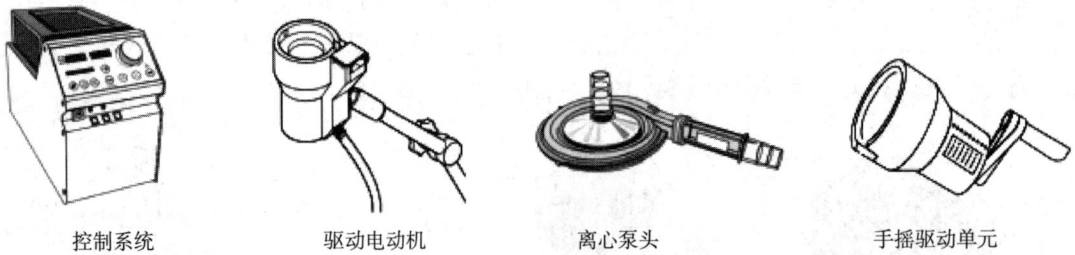

控制系统　　　　　驱动电动机　　　　　离心泵头　　　　　手摇驱动单元

图2-8　离心泵

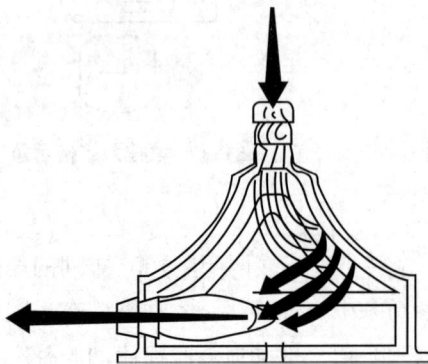

图2-9　锥体型离心泵头　　　　　　　图2-10　翅片型离心泵头

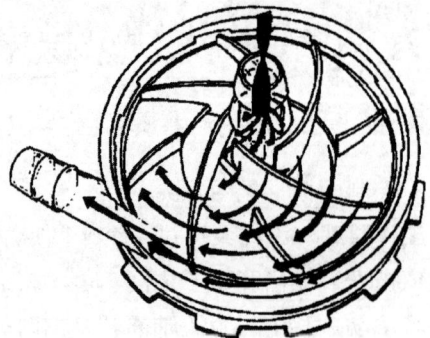

（2）流量传感器 由于离心泵的结构，其无法像滚柱泵一样获得流量数据，因此每个离心泵配有一个流量传感器，用来测量血液流量。传感器按原理分为如下两种。

1）电磁流量传感器 工作原理基于法拉第电磁感应定律，即导电液体在磁场中做切割磁力线运动时会产生感应电动势。测量时需要将探头和管道进行特殊连接，是一种接触性装置。

2）超声传感器 依据多普勒原理，对流出泵头的血液流速进行测量，经过计算获得血液流量。超声传感器是非接触测量，同时具有监测气泡功能，因此应用较多。安装泵头接管时要涂抹超声耦合剂，使用一定时间后超声耦合剂会干燥失效，需要再次涂抹。

2.工作原理 离心泵泵头的磁性后室与带有磁性装置的驱动电动机进行磁性连接，当驱动电动机高速旋转时，带动泵内结构高速旋转，产生涡流和离心力，通过高速自转产生一个涡流，低压的区域产生离心，高压的区域在外侧，推动血液前进。

三、氧合器

氧合器又称人工肺，是一种能进行血气交换的人工脏器。它集氧合、变温、储血、过滤、回收血等功能于一体，进行血液氧合并排除二氧化碳，一次性使用。

（一）临床作用

氧合器是根据生物肺内肺泡气体交换的原理，将氧合器中的静脉血中二氧化碳排除，使氧分压升高而成为动脉血。由于它模仿人体肺的换气功能，临床常用于心脏外科手术，在心肺循环阻断后暂时替代人体肺的功能。

临床对氧合器的要求是：预充量小、氧合性能好、祛泡安全、微栓过滤作用强、血液损害少。成人用氧合器的氧合性能，应达到每分钟氧合静脉血液6L，将血氧饱和度为70%的静脉血液或血氧饱和度为40%的冠状静脉回血充分氧合，使其成为血氧饱和度达到98%~100%的动脉血液。

（二）分类与结构原理

氧合器的发展经历了垂屏式、转碟式、鼓泡式、膜式四个阶段。垂屏式、转碟式氧合器因为氧合性能有限、预充量大、操作复杂、安全性能低等原因而被淘汰。

1.鼓泡式氧合器

（1）基本结构　由氧合室、变温管、祛泡滤器和储血室组成（图2-11）。

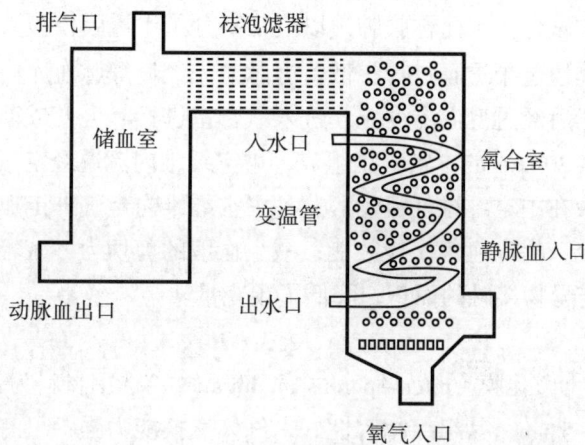

图2-11　鼓泡式氧合器

（2）工作原理　静脉回流的血液流入氧合室，与发泡板形成的微气泡充分混合形成血气泡。微小血气泡为血液的气体交换提供了丰富的面积。根据气体交换原理，气体扩散总是从分压高处向分压低处扩散，氧气将由气泡进入血液；二氧化碳在相同条件下比氧气的血液溶解度大且扩散速度快，很快便从血液中逸出，当保证氧合器排气孔开放，充分氧合时，二氧化碳与氧气交换顺利进行，使静脉血变成动脉血。氧合的同时流经变温管，完成变温。血液再通过一个有硅树脂防沫剂的祛泡器，汇集到一个动脉储血室中储存。一般鼓泡型氧合器安全使用时限为3~5小时。

（3）分类　根据氧合器的气泡分散性能分为中泡、微泡型；根据氧合能力分为大、中、小号；根据储血室可分为袋型、桶型鼓泡式氧合器。

2.膜式氧合器

（1）基本结构　由氧合室、变温室、静脉血库和祛泡滤器组成（图2-12）。

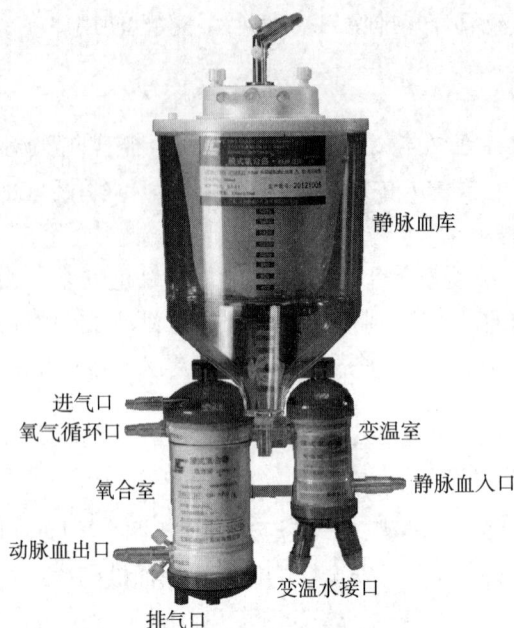

图2-12 膜式氧合器

（2）工作原理 膜式氧合器（简称膜肺）以人工高分子半透膜模拟人体气血屏障，血液不直接与气体接触，氧合气体通过半透膜进行扩散。静脉血先经过静脉血库内的祛泡滤器过滤，进入静脉血库被收集起来，然后经过变温器变温，进入氧合室进行氧合变成动脉血流出。气体交换主要部分由大量直径为120~200 μm的中空纤维组成，中空纤维内流通经空氧混合器输送的设定氧浓度和流量的混合气，血液在中空纤维外流动。这种中空纤维内走气外走血的方式与内走血外走气的方式相比，可减少层流，提高血气交换效能；减少血液的剪切力，减轻血液有形成分损伤；氧合能力强，减少了血液与异物接触的面积，降低了预充量。

（3）分类

1）按膜结构分类 ①微孔膜（micro-porous membrane）：选用材料为聚四氟乙烯、聚丙烯等，微孔膜的孔径一般为0.1~5 μm。其组织相容性好，气体交换能力强，可有效地排出二氧化碳；但长时间灌注，氧合性能下降，纤维膜表面的蛋白沉淀增加，使气体扩散能力下降。有产生气体栓塞的危险，并可出现血浆渗漏、液体随气体大量蒸发等问题，一般使用时间为10小时左右。②无孔膜（nonporous membrane）：又称致密膜、非多孔膜、渗透膜，主要由硅胶膜组成，膜的孔结构已难于用电子显微镜分辨。由于"无孔"，不会产生气栓，亦不发生血浆渗漏，不会造成水蒸气渗出，可较长时间用于呼吸衰竭的支持治疗，一般使用时间为5~8天，最长体外膜肺氧合支持治疗中有使用28天的记录。

2）按血流进入氧合器的方式分类 ①泵后型：血液通过血泵注入膜肺内进行氧合再进入体内。这种氧合器进出口压力较大，理论上对血液有一定损伤作用。在进行搏动灌注时对搏动灌注有衰减作用，但预充量小。②泵前型：血液通过重力直接引流至膜肺内进行氧合，再通过血泵注入体内。这种氧合器进出口压差小，在搏动灌注时对搏动波形无衰减作用，但预充量较大，其在同时进行上下半身灌注时有明显的优越性，可如鼓泡式氧合器一样，在出口端分出两条管路，分别由两个泵独立控制，互不影响，操作方便。

3）按静脉回流方式分类 ①开放式：静脉回流到与大气相通的静脉血库中，静脉血库与膜肺密切相连，使用较方便。②封闭式：静脉回流到与大气隔离的塑料袋中，减少血液和气体的接触，可避免血液污染，防止血液排空，并可利用塑料袋的张力调节静脉回流量，但安装复杂。

拓展阅读

体外膜肺氧合（extra-corporeal membrane oxygenation，ECMO）是一种医疗急救设备，用于在心肺手术时为患者进行体外的呼吸与循环，如重度心肺衰竭、心脏移植等手术（图）。除了能暂时替代患者的心肺功能、减轻患者心肺负担之外，也能为医疗人员争取更多救治时间，是2020年新型冠状病毒危重患者必备的抢救设备。

ECMO的本质是一种改良的人工心肺机，最核心的部分是膜肺和血泵，分别起人工肺和人工心的作用，可以对重症心肺功能衰竭患者进行长时间心肺支持，为危重症的抢救赢得宝贵的时间。ECMO是目前针对严重心肺功能衰竭最核心的支持手段，被誉为重症患者的"最后救命稻草"，是一项顶尖的生命支持技术，它代表了一个医院、一个地区，乃至一个国家危重症急救水平。

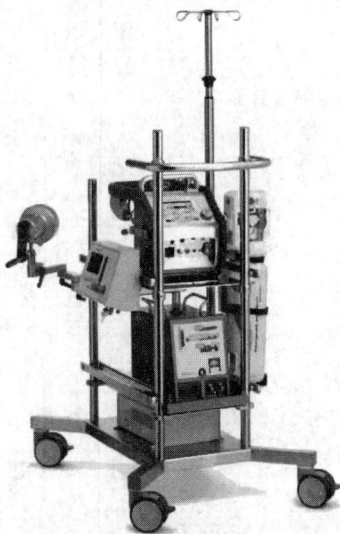

图 体外膜肺氧合机

四、微栓过滤器

（一）微栓的种类及来源

体外循环中微栓主要有两种。①气体栓子：可来自心脏、肺静脉和氧合器等部位。②固体栓子：来源包括外源物质和内源物质。外源物质可来自氧合器、循环管道、手术环境等产生的碎屑微颗粒以及预充库血中大量的变性血小板和白细胞形成的微栓；内源物质可来自红细胞、血小板、白细胞和组织创伤后释放产物引起的聚集体，纤维蛋白、钙和动脉硬化等组织碎屑，变性蛋白，脂肪滴等。

（二）滤器分类

1.根据滤除物质大小分类 可分为一般滤器、微栓滤器和无菌性滤器。一般滤器滤除的栓子大小为70~260μm，在机制上以渗透式为主；微栓滤器滤除的栓子大小为20~40μm，以滤网式为主；无菌性滤器机制上为渗透吸收式，滤除细菌甚至病毒。

2.根据使用部位和作用分类 体外循环系统中使用的滤器可分为停搏液预充滤器、停搏液滤器、储血室滤器、库血滤器、动脉血滤器、晶体液滤器、白细泡滤器。

动脉血滤器是体外循环中动脉血液进入体内最后一道关口，可以有效滤除体外循环过程中产生的气体、固体等栓子，明显减少心脏手术的脑并发症。动脉滤器的孔径为20~40μm，多数为滤网式，一次性使用。

五、监测显示装置

人工心肺机基本的监测显示功能有压力监测、温度监测以及计时功能，图2-13所示的显示信息面板是一种基本的配置方式，该监测显示器功能包括显示三路温度信息，设定压力报警和瞬时压力信号显示以及三路计时功能。新型监测器除了基本的监测功能外，还整合了其他生命体征监测信息，可以多种形式进行显示并有专用软件来记录及打印相关数据。

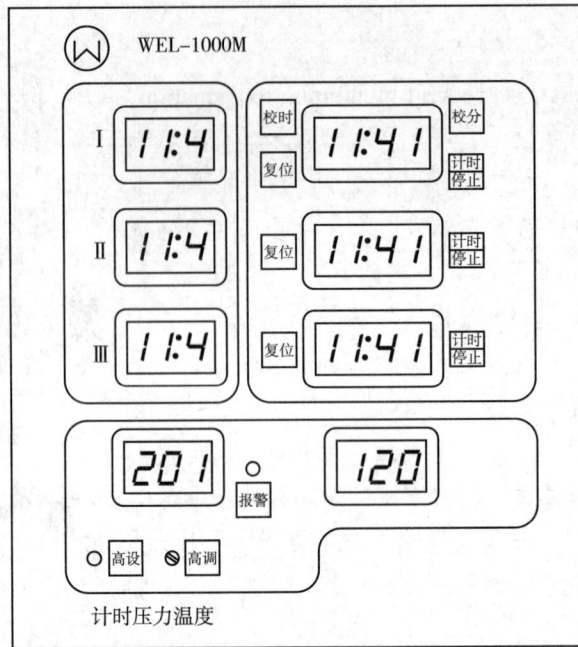

图2-13 监测显示信息面板

（一）压力监测

1.泵压监测 泵压过高会造成动脉接头崩脱、泵管破裂、管道进气等一系列严重事故。因此，对体外循环转流中的泵压需要实施连续监测。测量泵压的传统方法是在动脉过滤器上端连接一只弹簧血压表，这样就可以观察整个体外循环过程中动脉管上的压力变化。此种方法简单易行，比较可靠，但需要医护人员随时注意观察。现代人工心肺机都具有压力监测报警功能，采用压力传感器采集泵压信号，可测量瞬时压力和设定压力。当压力达到设定的上限压力时，会触发报警并输出停泵信号，使血泵停转。

2.血压监测 血压是提供组织血液灌注的驱动力，在正常情况下可以自动调节，但在麻醉和体外循环情况下自动调节可能受损。因此血压监测在体外循环中具有重要作用，监测内容包括动脉血压、中心静脉压、肺动脉压。动脉血压异常会导致肢体供血不足、血栓形成等并发症；静脉血压的监测有助于评估血容量、静脉张力、右心功能等作用；肺动脉压的监测有助于评价心功能，指导用药。

人工心肺机血压监测方法有两类：一类是无创监测，传感器探头放置在体表，测量血压时对人体无创伤，这类方法只适用于对动脉血压的测量；另一类是有创监测，通过穿刺将导管放置在合适部位，使用压力传感器将压力转换为电信号，传递给监测显示器，进行连续监测，可进行动脉血压、中心静脉压、肺动脉压的测量。

（二）温度监测

心肺转流期间，低温可以降低机体代谢氧耗量，抑制内源性损伤因子的释放，减少灌注流量，增加血液稀释度，降低氧与血流量的比例，减少血液的破坏，减少术后微栓的发生率，起到保护脏器的作用，延长手术时间，使体外循环更加安全。通过对温度的监测，可以了解机体情况，如鼻咽温度反映大脑血液流经组织的温度，直肠或膀胱温度反映腹腔脏器的温度，动脉血温度反映氧合情况。人工心肺机测量温度时，使用温度传感器将温度信号转变成电信号，经过处理后传输给监测器显示。常用的温度传感器有热敏电阻式和热电偶式。温度监测一般还包括对静脉温度、心肌保护液温度、氧合器水温和其他辅助温度的监测。

（三）计时功能

人工心肺机监测器应具有时钟功能，如三路独立计时器，其中一路计时器可以设置为时钟，方便医护人员计时。

六、空氧混合器

医用空氧混合器接收独立氧气源和空气源，输出可调氧浓度和流量的混合气体，为氧合器供气。空氧混合器内部配有过滤装置，保持洁净气源稳定进入；运用内部机械膜片平衡原理，采用二级平衡设计，保障稳定的压力。若氧气、空气压差过大，压差报警装置将会报警。通过调节氧浓度旋钮控制配比阀，让空气氧气混合后输出的氧浓度达到理想浓度。使用高精度流量计，后截流设计，保证流量不受出口压力影响。氧浓度和流量分开调节互不影响，氧浓度21%~100%连续可调。使用膜式氧合器时，通过调节氧浓度调节血液氧分压，即氧合程度，依靠气体流量调节二氧化碳分压。使用鼓泡式氧合器时，需要使用纯氧进行氧合，可以不使用空氧混合器，也可以将空氧混合器调节设置到纯氧位置。

七、插管及管道

在进行体外转流时，外部管道与患者之间通过插管和吸引管实现连接。插管包括动脉插管、静脉引流插管、心内吸引管、心脏停搏液插管。人工心肺机各部分之间均需以管道相连接，构成血液在体外的循环通路。管道要求内壁光滑，口径变换处要求逐渐变细，无棱角，无粗糙边缘，以减少阻力、压力差和涡流。目前使用的管道直径为0.635cm、0.953cm、1.27cm等，管道与管道之间、管道与其他体外循环装置之间通过专用接头连接。

八、变温水箱

心外科手术大多要求在低温下进行，根据手术复杂程度选择相应的温度。手术期间，降、复温主要依靠变温器完成，并辅以变温毯等设备加以支持。变温器依靠循环水实现与血液的热量交换，合适温度的变温水依靠变温水箱提供。临床工作中十分注意变温器热交换性能，为了有效控温，性能完善的变温水箱不可或缺。变温水箱降温采用压缩机制冷方式，升温依靠电加热器加热完成，控制面板如图2-14所示，通过水温调节键设置水温，实际水温、水位实时显示，具有水温报警、水流显示功能。有些大型多功能变温水箱采用多水槽、多通路并可独立控制的设计，变温速度快，可为变温器、变温毯和心肌保护灌注系统提供合适温度的变温水。

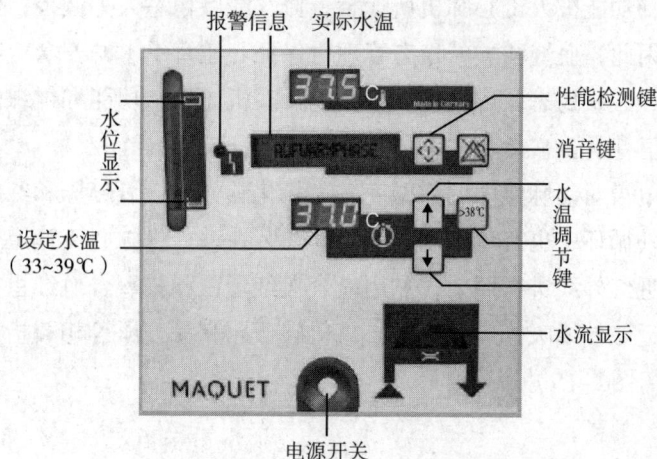

图2-14　变温水箱的控制面板

九、辅助设备

（一）血液平面报警器

血液泵空会使大量空气进入体内，造成很大危害。因此，要对储血库内血液平面实施监测。血液平面监测要求使用非接触式监测方法，避免接触式监测对血液产生损伤，一般采用的类型有以下几种。

1.电容式液面监测 血液有大量带电离子，利用感应电容值随血液液位变化而改变的原理，对液位进行监测。把传感器放在储血室一侧的适当位置，一旦液位低于设定报警的平面，就会触发报警。有些品牌的设备要求对于聚碳酸酯储血桶只能使用电容式液位传感器，一次性使用。

2.光电式液面监测 利用光的反射原理，光源前有血液时光线返回传感器，当液面低于预设的报警液面时，光线无法反射，传感器未感知到反射光就触发报警。该系统最主要的缺点是，如果光源前有血块形成则传感器内有反射光，即使液位低于报警值仍无法触发报警。

3.超声液面监测 将探测器涂抹超声乳胶后放置于储血罐外壁的设定位置，利用超声波对液体和空瓶产生不同的反射回声，对液面进行监测。

（二）气泡探测器

气泡探测器主要用于探测动脉管道中的大气泡，并在探测到气泡时能及时停止主动脉泵灌注，以避免气体栓子注入人体。气泡探测器分为光电法和超声气泡探测法探测器。

1.光电法 气泡探测器一端发出红外线，穿过血液管道至另一端的接收器，血液比空气阻挡更多的光通过，设定一个门限值，接收到的光线超过该门限即认为有气泡通过。该探测器不可探测透明液体和红细胞少于15%的液体。

2.超声气泡探测器法 将探测器固定在循环管道上，有气泡时会产生回波信号，当测量气泡达到一定大小时，会触发报警并停泵。离心泵一般使用这种探测器，在探测气泡的同时还可以利用超声多普勒原理测量血流量。

（三）血气分析仪

体外循环期间心肺功能被人工心肺机所代替，血气酸碱稳态人为调控；同时，低温也深刻影响血气和酸碱稳态，因此，血气和酸碱稳态管理对保证心血管手术的安全有特殊意义。应用血气分析仪动态监护血气和酸碱稳态，可准确、综合地反映机体心肺功能和组织代谢状况，对手术方案的制定、实施和修正有重要意义。

血气分析仪利用电极对动脉血中的酸碱度、二氧化碳分压、氧分压和红细胞比容等相关指标进行测定。另外，体外循环中也有将特制的测量杯安装在动、静脉回流管道上，探头通过特制二极管发射不同波长的近红外线进行照射，利用氧合血红蛋白和去氧合血红蛋白对近红外线的吸收不同，测量不同波长近红外线吸光度，获得二氧化碳分压和氧分压等相关指标，该方法无创，可实现长时间连续监测（图2-15）。

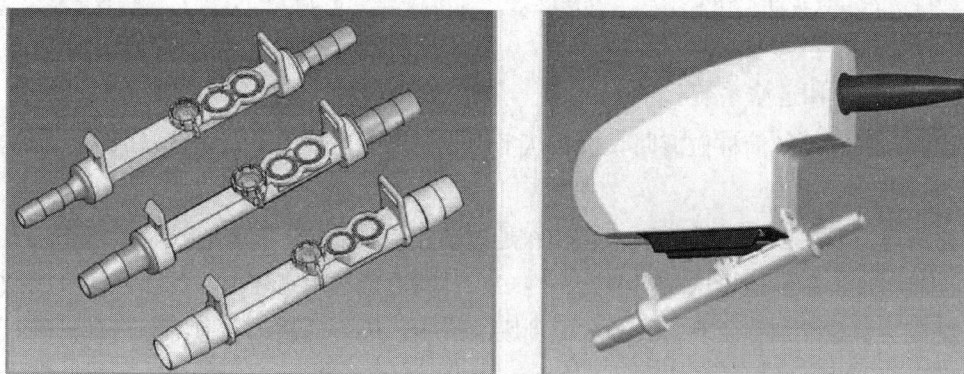

图2-15 探头及测量杯

（四）ACT监测仪

ACT监测仪是目前国内外在体外循环手术时监测凝血时间的通用方法。通过ACT的测定可以对血液所需肝素抗凝及鱼精蛋白拮抗进行计量，是确保心脏等手术安全和成功的有效手段之一。

ACT测试仪通过仪器模拟人体正常体温（37℃），使装有血液与激活剂充分溶合的血样试管在测试管井中转动。在血样达到凝固状态时，血液凝块带动试管中的柱体产生位移，来判别凝血时间ACT值（以秒为单位）。在转动到设定的检测角度时，测试仪自动停止检测并显示和记录凝血时间。自动测量代替手工试管法测试，避免了人为直观判断的不准确性，简单、可靠、迅速，具有良好的重复性、准确性。

（五）尿量监测仪

尿量监测是危重患者多种监测指标中的一项重要内容，是反映肾脏血流灌注水平的最直接、最敏感的生理指标。在体外循环手术中，有助于麻醉用药和灌注流量的控制管理。连续每小时尿量监测可以及时评判肾功能状态，及早干预，阻止肾功能恶化。

1.工作原理 尿量监测仪采用动态液滴红外线电感应测量技术及无线传输技术。采集传感装置中内置红线感应器，基于红外线电感应技术，通过液滴尿液穿过红外线束测量动态液滴；传感装置经由红外线束的变化采集尿液计量、流速等相关信息（图2-16）。

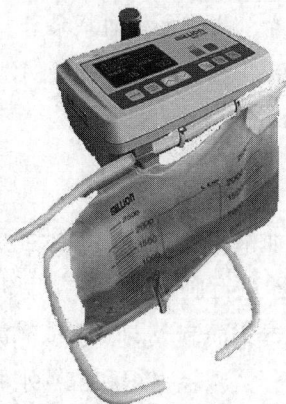

图2-16 尿量监测仪

2.性能特点 尿量监测仪针对目前临床的现状及需求，可以实现尿量的实时动态监测，自动记录累计尿量，无需人员干预，不需要每小时接触尿液，测量准确实时，误差不超过10%。与精密尿袋相比，结果更准确，同时大大简化了测量尿量的流程，降低了医护人员的工作负荷，减少了污染的概率。

（六）血液回收和过滤系统

血液回收和过滤系统简称血液回收机，从术中收集患者血液，进行过滤、分离、清洗、净化后再回输给患者。

1.工作原理　如图2-17所示，血液回收机通过负压吸收装置，将创伤出血或术中出血收集到储血器，在吸引过程中与适量抗凝剂混合，经多层过滤后再利用高速离心的血液回收罐把细胞分离出来，把废液、破碎细胞及有害成分分流到废液袋中，用生理盐水对血细胞进行清洗、净化和浓缩，最后再把纯净、浓缩的血细胞保存在血液袋中，回输给患者。

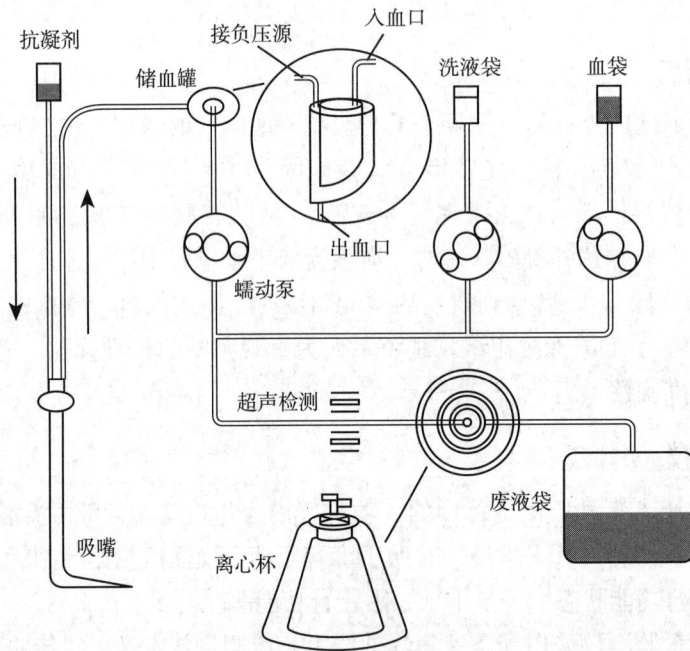

图2-17　血液回收和过滤系统工作原理

2.基本结构　自体血液回收机是由原血回收装置、血液分离装置、血细胞回收装置及血浆回收装置四部分组成；主机包括离心装置、调速泵和血浆泵。

3.性能要求　①血细胞回收率≥90%。②游离血红蛋白洗净率≥98%。③肝素洗净率≥98%。④回收红细胞比容≥45%。

（七）滤水器

在进行心肺转流时大多需要进行血液稀释，心内手术完成后仅靠利尿、换血等措施无法使血红蛋白浓度达到理想要求，应用滤水器进行血液滤过可帮助机体清除多余水分。

滤水器是模拟人体肾清除溶质的方式而制成的，它依靠滤过膜两侧的压力差将水从血液侧滤出。应用滤水器可排出体内过多的水分，减轻组织和脏器水肿程度，利于术后心功能的恢复。高效滤水器流量一般为100~500ml/min，能快速清除患者体内多余水分及小分子物质，同时保留血浆蛋白及血红蛋白等大分子物质。

PPT

第三节　人工心肺机的维护、保养与质量控制

一、人工心肺机维护与保养

（一）系统维护与保养

1.使用前依照开机的顺序检查记录机器完整情况。

2.测量并记录在线电压。

3.开机，观察监测显示器，各指示灯是否工作正常，风扇工作是否正常。运行自检程序，排查异常情况。

4.检查及保养滚柱泵，详见"（三）滚柱泵维护与保养"。

5.检查电池状态：开机状态下打开所有血泵全速正转或反转；拔出交流电插头，观察是否所有血泵照常工作，主风扇转速是否减慢，电池电量指示是否正确，如有异常需要维修；插上交流电插头，检查并记录所有异常现象；记录系统设置，包括主动脉泵号、心肌保护灌注泵号、参数显示单位、各报警限设定值等。

6.使用后，断开电源，将管道及一次性用品拆除，清除机器各部位污物并进行消毒。再次检查机器完整性，如有损坏及时更换或报修，以便下次使用。

（二）附件维护与保养

1.按规定时间，更换空气过滤网。

2.检查并清理混合气体出口的水过滤器。

3.检查各电缆接口是否到位。

4.检查气泡探测器。用不透光物体挡住气泡传感器，按下机器RESET键和气泡探测启动键，启动血泵。移开不透光物体，模拟气泡通过，这时血泵应停机并声音报警，否则需维修。

5.检查液面探测器。在容器监测位置正确安装液面探测器，容器盛水超过该位置，开机，倾斜容器，使其液面低于监测位置，应监测报警并停机，否则需维修。

6.检查温度显示。用一标准温度传感器插入每个温度测量口，显示温度应在 ±2℃ 之内，否则需维修。

7.检查气流控制。调节氧浓度调节旋钮，观察是否可以使氧浓度21% ~ 100%连续可调。调节流量调节旋钮观察气流流量变化是否正确。

8.检查水温控制系统。调节水温控制器，用标准温度计测试水温，记录设定值和观测值的误差大小。

9.检查血液化学监护接口。检查各接口是否正确安装，自检程序能否正常运行，定期应用标准电极对测试电极进行标定。

（三）滚柱泵维护与保养

1.接通电源，检查各血泵自检是否正常，各按键是否正常工作。

2.开机检查各泵运行情况。泵头插入手摇柄，启动泵反转（流量设为最小），用手摇柄正向旋转泵头，检查发生泵堵塞情况时是否报警，如未报警需维修。

医药大学堂
WWW.YIYAODXT.COM

3.检查泵压调节装置。连续调节泵压旋钮，观察泵管水流压力的变化是否正常。

4.目测检查各泵铸体和滚轴外缘的磨损情况，若有任何比较明显的划（刻）痕，需更换该泵。

5.使用后清洁泵体并消毒，检查完整性，有无损坏，必要时更换。

二、人工心肺机质量控制

（一）主要标准

人工心肺机由血泵、氧合器、热交换器、水箱、泵管等主要部件组成。要进行质量控制，需要建立电源、血泵、氧合器、变温水箱、监测装置等主要部件的质控指标。各主要部件都有对应的国家标准和行业标准，具体如下：《人工心肺机 滚压式血泵》（GB 12260-2017）、《心肺转流系统 离心泵》（YY 1412-2016）、《人工心肺机 鼓泡式氧合器》（YY 0604-2016）、《人工心肺机 热交换水箱》（GB 12263-2017）、《人工心肺机体外循环管道》（YY 1048-2007）。

（二）各部件的质量控制

1.供电设备的质量控制 对于国外品牌的体外循环机，首先要确认医院的供电标准是否符合仪器说明书对电源的要求。国内交流电源的标准为：220V50Hz，电压偏差 ≤ ±10%，电压波动和闪变 ≤ 1.6%，频率偏差 ≤ 0.1Hz。必须明确体外循环设备对电源稳定性的具体要求，如是否需厂家配备符合要求的UPS电源，以及停电后UPS电源支持下体外循环机可持续工作的时间能否满足医生手术所需时间。此外，还需开展医疗设备通用电气安全质控检测，检测依据是《医用电气设备第1部分：安全通用要求》（GB 9706.1-2007），检测工具为美国FLEKE公司ESA620型号电气安全测试仪，检测指标须符合如下条件。

（1）电源电压误差 ≤ ±10%。

（2）保护接地阻抗 ≤ 0.2Ω。

（3）绝缘阻抗（电源一地）≥ 10MΩ，绝缘阻抗（应用部分一地）≥ 10MΩ。

（4）对地漏电流（正常状态）≤ 500μA，对地漏电流（单一故障状态）≤ 1000μA。

（5）外壳漏电流（正常状态）≤ 100μA，外壳漏电流（单一故障状态）≤ 500μA。

（6）患者漏电流（正常状态）≤ 100μA，患者漏电流（单一故障状态）≤ 500μA。

（7）患者辅助漏电流（正常状态）≤ 100μA，患者辅助漏电流（单一故障状态）≤ 500μA。

2.血泵的质量控制

（1）血泵的常规检测 常规检测的目的是预防手术过程中体外循环机突然停泵，步骤如下。①紧急摇把功能测试。当血泵由于突然停电或主机故障等原因停止运行时，只能依靠紧急摇把恢复血泵的运转，继续维持患者的体外循环，所以要对紧急摇把转泵头的功能进行检测，同时要注意根据氧合器液面和动脉压调整摇动方向。②检查血泵是否配有备用熔断丝。③检查泵槽内是否有异物，防止卡槽。④检查泵管是否挤压过紧，使泵管在泵槽内扭折。⑤检查氧合血泵管是否交叉扭曲。⑥模拟运行血泵一定时间，观察其运转情况，确保长时间手术时，血泵不因温度过高等原因停转。⑦目测血泵铸体和滚轴外沿的磨损情况，若有较大的划痕或血泵运行时间超过厂家规定的使用寿命，则需要换泵。

（2）泵压检测 是指血泵在将血液灌注到动脉时会产生一定的压力，即泵压，正常情况下泵压 < 26.7kPa（200mmHg）。依照《数字压力计检定规程》（JJG 875-2005），利用便携式数字压力计对这一压力报警装置进行计量检定，应符合0.2级准确度等级，即标准压力和插管压力报警装置显示压力之差的百分比 ≤ ±0.2%。

3. 氧合器和管道的质量控制 氧合器使用前需要测试是否泄漏，体外循环机的氧合器可以采取水循环预充排气的方法进行测试，具体步骤如下：将血泵、氧合器、变温箱等部件用管道按一定顺序连接成密闭的循环管路，预充前充入二氧化碳以利排气，预充水后加大流量排净气体，必要时反复敲打循环回路；气体排净后钳闭动静脉回路，调整泵头松紧，应注意钳闭侧支循环，以免进气；在循环排气过程中若发现纤维渗漏，应及时更换氧合器。同时，要观察连接管道是否泄漏；动静脉管路是否存在气栓；动脉管路出现气栓时是否能够立即排净；此外，还应检查泵管是否崩脱或破裂。氧合器作为一次性耗材，其质量控制一般由厂家完成，要注意是否超过保质期。

4. 变温水箱的质量控制 将变温水管和氧合器变温管正确连接后，启动水泵，检查有无漏水及其工作状态。调节水温控制器，用标准温度计测试水温，记录设定值和观测值的误差大小。由于体温与身体各组织器官的损害直接相关，所以必须保证误差值非常小，可使用二等标准水银温度计对体外循环设备的温度传感器检定测试，体外循环中温度的变化范围为26.0~43.0℃，允许误差为±0.15℃。

5. 动静脉血氧饱和度及红细胞比容监测装置的质量控制 在血液体外循环过程中，为了保证充分的组织灌注，现代体外循环设备一般配有动静脉血氧饱和度及红细胞比容监测装置，体外循环过程中静脉血氧饱和度参考值范围为60%~99%，动脉血氧饱和度参考值范围为80%~100%，可使用血氧饱和度测试仪对监测装置进行检测，其血氧饱和度误差应小于3%。红细胞比容则使用厂家配套的校准液进行校准。

岗位对接

本章是医疗器械类专业学生必须掌握的内容，从事人工心肺机维护工程师相关岗位的从业人员均需掌握体外循环相关设备的维护与管理、设备的质量控制，了解临床需求。积极了解并掌握体外循环相关医疗设备发展动态的信息，为成为合格的人工心肺机维护工程师奠定理论与技能基础。

本章小结

人工心肺机	概述	体外循环发展简史
		人工心肺机基本知识
	人工心肺机结构	人工心肺机主机及耗材
		辅助装置
	人工心肺机维护、保养与质量控制	人工心肺机维护与保养
		人工心肺机质量控制

实训 人工心肺机操作与管路安装

【实训目的】

1. 掌握人工心肺机的结构与部件的作用。

2. 学会人工心肺机的操作技术；人工心肺机的管路安装与调试技术。

【工具准备】

人工心肺机1台,虚拟仿真软件1套,维修工具1套。

【操作步骤】

1.人工心肺机的组成认知

(1)血泵 是体外循环的动力部分,主要作用是代替心室的搏出功能,术中失血回收或心脏停搏液灌注。

(2)氧合器 是将静脉血中的二氧化碳排除,使氧分压升高而成为动脉血的一种人工装置。

(3)血液回收和微栓过滤系统 为医生提供一个无血、清晰的手术野,以保证手术顺利进行、畸形矫治彻底、缩短心肺转流时间。动脉微栓过滤器是用于清除氧合后的血液中微小栓子的过滤装置。

(4)热交换系统 其作用是在短时间内满意地降温和复温,以弥补血流灌注不足造成的器官功能性损坏。

2.人工心肺机的操作

(1)主泵管路连接 ①将主泵管连接到氧合器储血室出血口。②连接氧合器膜肺入血口。③将管路压入主泵。

(2)微栓过滤器管路连接 ①连接微栓过滤器与膜肺。②连接微栓过滤器与储血罐。③连接三通阀。

(3)心内吸引器连接 ①徒手旋转泵头进行左心室泵压管。②徒手将管路连接到储血罐进血口A。③徒手旋转泵头进行右心室泵压管。④徒手将管路连接到储血罐进血口B。

(4)心肌停跳管路连接。

(5)空氧及探测器管路连接。

(6)超滤管路连接。

(7)开机运行操作。

(8)指出管路的走向。

(9)在回路中找出监测点及各传感器的位置。

【实训提示】

1.可先通过虚拟仿真软件进行模拟练习,在达到一定熟练度后进行真机操作。

2.整机安装结束后,要对已经安装好的机器进行严格检查,检测管路连接是否正确,尤其是方向,有无松动;各传感器位置是否正确。

3.在操作过程中,要注意培养良好的职业素养,注意阅读使用说明书,对照说明书进行操作。

习题

一、单项选择题

1.体外灌注需要解决的三个问题,不包括( )

A.足够的血流动力 B.充分的血液气体交换

C.理想的身体温度 D.满意的血液抗凝

2.体外循环时将人体静脉血全部引出体外，血液循环越过心肺部分，通过人工心肺静脉血变为动脉血的方式称为（　　）

    A.体循环法　　　　　　B.肺循环法　　　　　　C.全部循环法　　　　　D.部分循环法

3.现在使用的能够长时间应用于心肺支持的血泵是（　　）

    A.滚柱泵　　　　　　　B.离心泵　　　　　　　C.轴流泵　　　　　　　D.柱塞泵

4.下列哪一项不是鼓泡式氧合器的功能（　　）

    A.氧合　　　　　　　　B.变温　　　　　　　　C.消泡　　　　　　　　D.滤水

5.膜式氧合器以人工高分子半透膜模拟人体气血屏障，血液不直接与气体接触，氧合气体通过半透膜进行扩散，简称（　　）

    A.膜肺　　　　　　　　B.人工肺　　　　　　　C.血膜　　　　　　　　D.半透膜肺

6.红细胞、血小板、白细胞和组织创伤后释放产物引起的聚集体产生的微栓属于（　　）微栓

    A.外源物质　　　　　　B.内源物质　　　　　　C.气体　　　　　　　　D.液体

7.血压监测不包括（　　）监测

    A.动脉血压　　　　　　B.中心静脉压　　　　　C.肺动脉压　　　　　　D.颈动脉压

8.体外循环手术中，体温与机体代谢及肾、脑、肝等组织所受损害直接相关，常用的体温监测部位不包括（　　）

    A.鼻咽　　　　　　　　B.膀胱　　　　　　　　C.腋窝　　　　　　　　D.直肠

9.血液泵空会使大量空气进入体内，造成很大危害。血液平面监测中使用一条金属带放在储血室一侧的适当位置进行监测，这种是（　　）液面监测计

    A.电容式　　　　　　　B.光电式　　　　　　　C.浮筒式　　　　　　　D.超声式

10.气泡探测主要用于探测动脉管道中的大气泡，探测气泡的同时还可以测量流量的是（　　）探测器

    A.光电法　　　　　　　B.超声气泡探测法　　　C.电容法　　　　　　　D.电导法

二、简答题

1.什么是奇静脉现象？安全灌注流量有何意义？

2.体外循环有哪些方式？

3.心肌保护的意义及实现方法是什么？

4.泵压监测的方法是什么？

5.无孔膜和微孔膜的区别及各自的特点是什么？

6.抗凝在体外循环中的作用是什么？如何实现及监测？

7.血液回收处理后再回输过程中需要考虑哪些问题？如何解决这些问题？

第三章　呼吸机

💬 案例讨论

案例　重症监护室一名患者使用呼吸机经面罩无创正压辅助通气，突然机器发出报警声音，护士前来观察呼吸机用户界面，屏幕显示氧浓度过高。

讨论　什么原因导致报警器报警？导致该报警的故障原因可能有哪些？如何分析判断并解决此故障？通过学习呼吸机结构及工作原理，详细分析故障产生原因，合理利用工具对故障进行维修。

第一节　概　述

机械通气是利用机械装置代替、控制或改变自主呼吸的一种通气方式。适用于脑部外伤、感染、脑血管意外及中毒等所致的中枢性呼吸衰竭；支气管、肺部疾病所致的周围性呼吸衰竭；呼吸肌无力或麻痹状态；胸部外伤或肺部、心脏手术及心肺复苏等。现代临床上使用呼吸机进行机械通气，以维持气道通畅、改善通气和氧合、防止机体缺氧和二氧化碳蓄积，改善机体损伤或基础疾病所致的呼吸功能衰竭，为治疗创造条件。如简易球囊（图3-1），结构简单，携带方便，价格低廉，但由于全系手工操作，其工作参数不易掌握，一般仅用于急诊、野战条件下的急救。

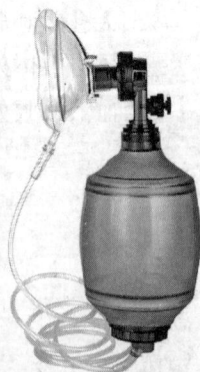

图3-1　简易球囊

一、机械通气发展简史

人类在很早以前就认识到呼吸对于生命具有重要意义，口对口呼吸可能是最简单的借助外力实现通气的方式。公元前1300年《圣经》中曾就Elisha采用口对口呼吸的方法进行抢救做了生动描述，这可能是人类关于人工呼吸的最早记录。公元2世纪，《金匮要略·杂疗方》中介绍了急救

上吊而死者的理论和方法，对人工呼吸做了生动的描述，方法比较科学，注意事项也较为详细。这是我国历史上第一次人工呼吸的文字记录，距今已有1800多年。

公元15世纪欧洲文艺复兴时期，科学得以迅速发展，文艺复兴时期的代表人物——Leonardo da Vinci提出空气通过胸廓风箱式的作用而进入肺内，这对于以后的呼吸生理学及机械通气理论的发展具有重要的启蒙作用。1543年，人体解剖学创始人Vesalius首次对猪进行气管切开，置入气管内插管并获得成功。1667年，Hooke在犬身上成功重复这一技术，并首次应用风箱技术成功进行了正压通气。1979年，Curry首次在人体进行气管内插管用于抢救。

1832年，苏格兰人Dalziel设计了一个密闭风箱装置，在箱外操纵使内置于箱中的风箱产生负压而辅助通气。1858年英国人Snow在伦敦首次应用气管内麻醉技术，通过挤压气囊方式进行麻醉。目前，密闭风箱装置与挤压气囊技术还在沿用。1928年，Drinker和Shaw研制的负压呼吸机成功抢救了一位患脊髓灰质炎的8岁女孩，负压呼吸机成为真正成功地进入临床并广泛使用的机械装置，开创了机械通气史上的里程碑，这一装置被形象地称为"铁肺"。由于当时脊髓灰质炎流行，"铁肺"的应用使当时脊髓灰质炎的死亡率大大降低，客观上促成了"铁肺"的广泛应用和负压通气的发展。

1940年，人工气道技术和喉镜直视气管插管技术逐渐成熟，第一台间歇正压麻醉机被发明，正压通气在麻醉和外科领域得以迅速开展，广泛用于胸腔手术和呼吸疾病。1942年美国工程师Bennett发明一种装有按需阀的供氧装置，供高空飞行使用。此后加以改进，于1948年研制成功间歇正压呼吸机TV-2P，用于治疗急慢性呼吸衰竭。1951年瑞典Engstrom Medical公司生产出第一台定容呼吸机——Engstrom100，取代了当时的"铁肺"，救治了大量脊髓灰质炎引起的呼吸衰竭患者。

20世纪50年代开始，随着心脏外科的发展，越来越多的医生认识到机械通气的优点。欧洲各国纷纷生产出各类呼吸机，达到10余种类型。进入20世纪60年代，呼吸机的应用更为广泛。1964年Emerson生产的术后呼吸机，是一台电动控制呼吸机，呼吸时间能随意调节，也是一台电子线路的呼吸机，配备压缩空气泵，各种功能均由电子调节，根本性地改变了过去呼吸机纯属简单机械运动的时代，跨入精密的电子时代。1970年利用射流原理的射流控制气动呼吸机研制成功，全部传感器、逻辑元件、放大器和调节功能都采用射流原理，而无任何活动的部件，但具有与电路相同的效应。20世纪80年代以来计算机技术迅猛发展，使新一代多功能电脑型呼吸机具备了以往不可能实现的功能，如监测、报警、记录等。进入21世纪，由于信息技术、微电子技术和生物工程技术的不断发展，各种新型技术不断应用，呼吸机不断向高智能、高仿真、高效能化发展，性能渐趋完善。

我国呼吸机的研制起步较晚，1958年在上海制成钟罩式正负压呼吸机，1971年制成电动时间切换定容呼吸机，直到20世纪90年代中末期，国产呼吸机的开发力度才有所加大，质量得到了普遍提高。与大多数医疗器械一样，呼吸机的高端市场被国外品牌占领，大多数的国内呼吸机生产厂家在角逐我国中低端医疗器械市场。创新是我国中高端呼吸机产业科学发展的必由之路。唯有自主创新开发中高端产品，突破核心部件与关键技术，有效提升我国生产中高端呼吸机产品的能力，才能打破国外中高端呼吸机产品的市场垄断。

二、呼吸机基本知识

（一）呼吸系统生理和病理学基础

氧气是支持人类生命活动不可缺少的成分。呼吸是机体与外界环境之间气体交换的过程。呼吸不断地把空气中的氧气吸入体内，再把体内产生的二氧化碳排出体外。成人在静息状态下，每分钟呼吸16~20次，每次吸入和呼出的空气量各约为500ml。人体进行正常生理活动所需的能量都是由体内氧化代谢作用产生的，人体细胞组织必须不停地进行氧化代谢才能维持生命活动。包括血液、体液在内，人体总的储氧量不过500ml左右。人在静息状态下，每分钟耗氧量在20ml以上；剧烈运动时，每分钟耗氧量可达5500ml，所以人体必须不停地呼吸，补充氧气，才能维持正常的生命活动。一般人只要数分钟不呼吸，就会带来生命危险。人体的呼吸过程包括三个互相联系的环节：外呼吸，包括肺通气和肺换气；气体在血液中的运输；内呼吸，指组织细胞与血液间的气体交换。可见呼吸过程不仅依靠呼吸系统来完成，还需要血液循环系统的配合，这种协调配合，以及它们与机体代谢水平相适应，都受神经和体液因素的调节。

如果呼吸系统受到损伤或生理功能发生障碍，如化学中毒、溺水休克、心胸外科手术后出现呼吸衰竭等，均需采取输氧和人工呼吸进行抢救治疗。使用呼吸机在临床抢救和治疗过程中，可以有效地提高患者的肺通气量，迅速解除缺氧和二氧化碳潴留问题，改善换气功能，减少呼吸功消耗，节约心脏储备。对于呼吸衰竭以至自主呼吸停止的患者，呼吸机是必不可少的生命支持设备。

使用呼吸机呼吸虽然不同于自主呼吸，但其基本原理是一致的。只有对呼吸生理有一定程度的了解，医护工作者才能更加熟练掌握和使用呼吸机，从而发挥最好的治疗效果，并对患者的临床状况做出正确的评估；只有对呼吸生理有一定程度的了解，临床工程师才能更好地掌握呼吸机结构与工作原理，从而对呼吸机进行精准的安装、调试和维护。

1.呼吸系统　人体呼吸系统包括呼吸道（鼻腔、咽、喉、气管、支气管）和肺，如图3-2所示。呼吸道分为上、下呼吸道，以环状软骨为界。上呼吸道包括鼻腔、咽、喉；下呼吸道包括气管、主支气管及肺内的各级支气管。

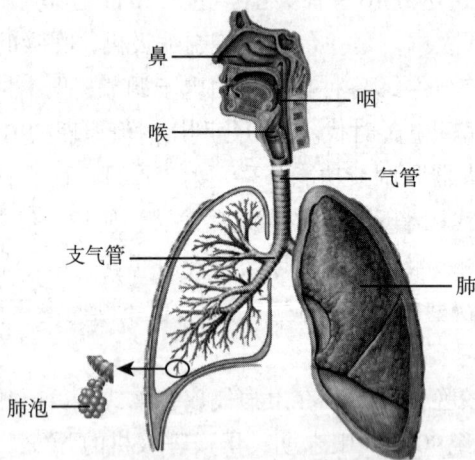

图3-2　人体呼吸系统

（1）鼻腔　是气体进出的门户，也是嗅觉器官。鼻腔前部生有可以阻挡空气中灰尘的鼻毛；鼻腔内表面的黏膜可以分泌黏液，能使吸入的空气清洁并变得湿润；黏膜中还分布着丰富的毛细血管，可以温暖空气。当吸入空气通过鼻腔并在鼻腔内迂回通过时，鼻腔开始清洁、温暖、湿润空气，使得空气进入气管时，湿度大约为70%，温度大约为36℃。

（2）咽　位于鼻腔的后方，是气体的通道，也是食物的通道，具有吞咽功能、呼吸功能、保护和防御功能以及共鸣作用。此外，咽也是一个重要的发音共振器，对发音起辅助作用。

（3）喉　上方接咽，下与气管相连，由一组软骨、韧带、喉肌及黏膜构成的锥形管状器官组成，气体经过时可以引起声带振动而发声。吞咽时会厌软骨盖住喉的入口处，避免吞咽食物误入气道。

（4）气管　位于颈前正中，食管之前，上与喉的环状软骨相连，向下进入胸腔，在平胸骨角的高度分为左、右支气管。

（5）支气管　经肺门进入左右肺。气管内附有黏膜，其上皮为假复层柱状纤毛上皮，夹有杯状细胞，可分泌蛋白质。细胞顶部的纤毛平时向咽部颤动，以清除尘埃和异物，保持空气清洁。

（6）肺　是最主要的呼吸器官，位于胸腔内，左右各一，是进行气体交换的场所。肺主要由反复分支的支气管及其最小分支末端膨大形成的肺泡共同构成，肺泡是人体与外界不断进行气体交换的主要部位，数目很多，外面缠绕着丰富的毛细血管和弹性纤维。肺泡壁和毛细血管壁都很薄，各由一层上皮细胞组成。这些都有利于进行气体交换。通过肺泡内的气体交换，血液由含氧气少、二氧化碳多的静脉血变成含氧气多、二氧化碳少的动脉血。

2.肺部气体交换　人体的气体交换包括肺与外界环境的气体交换和体内的气体交换。前者是通过呼吸运动实现的，后者包括肺泡内的气体交换和组织中的气体交换两个过程，它们都是通过气体的扩散作用实现的。

（1）肺的通气是肺与外界环境之间的气体交换过程。实现肺通气的器官包括呼吸道、肺泡和呼吸肌等。呼吸道是沟通肺泡与外界的通道，有特殊的净化、湿化和温化的功能。肺泡是肺泡气与血液气进行交换的主要场所，如果肺泡表面活性物质减少或破坏，除引起肺组织的顺应性降低、导致肺泡萎缩不张外，也是产生呼吸困难的常见原因。呼吸肌的节律性呼吸运动则是实现肺通气的动力，呼吸肌疲劳可导致通气低下和呼吸衰竭。

（2）肺泡内的气体交换发生在肺泡与血液之间。空气进入肺泡后，由于肺泡中氧的含量高于血液中氧的含量，血液中二氧化碳的含量高于肺泡中二氧化碳的含量，所以肺泡中的氧扩散进入血液，血液中的二氧化碳扩散进入肺泡。肺泡内的气体交换使血液中的氧的含量增多，二氧化碳含量减少，这种含氧丰富的血经血液循环到达身体各处。

3.呼吸运动　是呼吸肌舒缩引起胸腔有规律的扩大与缩小相交替的运动。包括吸气和呼气两个过程。参加呼吸运动的主要有膈肌、肋间外肌、肋间内肌和腹壁肌等呼吸肌。平和吸气时，膈肌与肋间外肌收缩，引起胸腔前后、左右及上下径均增大，肺随之扩大，形成主动的吸气运动；当膈肌和肋间外肌松弛时，肋骨与胸骨因本身重力及弹性而回位，结果胸廓缩小，肺也随之回缩，形成被动的呼气运动。呼吸运动有胸式呼吸与腹式呼吸两种方式，前者以肋间肌活动为主，表现为胸壁的起伏；后者以膈肌活动为主，表现为腹壁的起伏。一般成年女子以胸式呼吸为主，婴儿及男子则多以腹式呼吸为主。

4.呼吸衰竭　简称呼衰，是各种原因引起的肺通气和（或）换气功能严重障碍，以致不能进行有效的气体交换，导致缺氧伴（或不伴）二氧化碳潴留，从而引起一系列生理功能和代谢紊乱的临床综合征。

（1）病因　损害呼吸功能的各种因素都会导致呼衰。临床上常见的病因有如下几方面。
①呼吸道病变：支气管炎症、支气管痉挛、异物等阻塞气道，引起通气不足，气体分布不匀导致通气/血流比例失调，发生缺氧和二氧化碳潴留。②肺组织病变：肺炎、重度肺结核、肺气肿、弥散性肺纤维化、急性呼吸窘迫综合征（ARDS）等，可引起肺容量、通气量、有效弥散面积减少，通气/血流比例失调导致肺动脉样分流，引起缺氧和（或）二氧化碳潴留。③肺血管疾病：肺血管栓塞、肺梗死等，使部分静脉血流入肺静脉，发生缺氧。④胸廓病变：如胸廓外伤、手术创伤、气胸和胸腔积液等，影响胸廓活动和肺扩张，导致通气减少，吸入气体不匀，影响换气功能。⑤神经中枢及其传导系统和呼吸肌疾病：脑血管病变、脑炎、脑外伤、药物中毒等直接或间

接抑制呼吸中枢；脊髓灰质炎以及多发性神经炎所致的肌肉神经接头阻滞影响传导功能；重症肌无力等损害呼吸动力引起通气不足。

（2）血气诊断标准　在标准大气压下，于静息条件下呼吸室内空气，并排除心内解剖分流和原发心输出量降低等情况后，动脉血氧分压（PaO_2）低于8kPa（60mmHg），或伴有二氧化碳分压（$PaCO_2$）高于6.65kPa（50mmHg），即为呼吸衰竭。

（3）分类　呼吸衰竭按病程可分为急性呼吸衰竭和慢性呼吸衰竭。①急性呼吸衰竭：是指突发脑血管意外、药物中毒抑制呼吸中枢、呼吸肌麻痹、肺梗死、ARDS等，引起通气或换气功能严重损害，突然发生呼吸衰竭，如不及时抢救，会危及患者生命。②慢性呼吸衰竭：多见于慢性呼吸系统疾病，如慢性阻塞性肺病、重度肺结核等，导致呼吸功能损害逐渐加重，虽有缺氧或伴二氧化碳潴留，但通过机体代偿适应，仍可能从事日常活动。

（4）症状　除原发病症状外主要表现为缺氧和二氧化碳潴留，如呼吸困难、呼吸急促、精神神经症状等；并发肺性脑病时，还可有消化道出血。

📖 拓展阅读

急性呼吸窘迫综合征

急性呼吸窘迫综合征是多种病因（如休克、肺循环栓塞、氧中毒、严重创伤、严重感染、输血输液过量、烧伤、大手术、有机磷中毒以及某些代谢性疾病等）引起的以急性呼吸窘迫和顽固性低氧血症为显著特征的临床综合征，因高病死率而倍受关注。一般表现为机体原本并无可以发生呼吸衰竭的心肺疾病，遭受意外伤害或病因侵袭后数小时至数十小时内迅速发展为急性、进行性呼吸困难以及顽固性低氧血症。临床表现多呈急性起病，其治疗主要包括机械通气治疗与非机械通气治疗两大类，目前仍在持续探索有效治疗方法。

（二）呼吸机分类

呼吸机是根据呼吸生理学原理设计并借助机械力量，把空气或氧气送入肺内，使之产生通气的治疗及生命支持仪器。呼吸机的分类方法有多种，临床上常按以下方式进行分类。

1.**按用途分类**　包括成人呼吸机、婴儿/新生儿专用呼吸机、麻醉用呼吸机、辅助呼吸和呼吸治疗用呼吸机、携带式急救呼吸机、动物实验用呼吸机等。

2.**按通常作用于人体的部位分类**　包括直接呼吸道加压呼吸机和体外式呼吸机。

3.**按与患者的连接方式分类**　包括无创呼吸机、有创呼吸机、无创/有创兼用呼吸机。

4.**按通气频率分类**　包括常频呼吸机、高频喷射呼吸机、高频振荡呼吸机。

5.**按治疗对象分类**　包括成人呼吸机、婴儿/新生儿专用呼吸机、成人/儿童兼用呼吸机。

6.**按吸气向呼气转化的方式分类**　是临床上最常见的分类方式，包括定压型呼吸机、定容型呼吸机、定时型呼吸机、流速转换型呼吸机、混合型多功能呼吸机。

7.**按呼气向吸气转化的方式分类**　包括控制型呼吸机、辅助型呼吸机或同步呼吸机、混合型多功能呼吸机。

8.**按呼吸机的复杂程度分类**　包括简易呼吸机和多功能呼吸机。

9.**按驱动气体回路分类**　包括直接驱动呼吸机和间接驱动呼吸机。

10.按驱动方式分类　包括气动呼吸机和电动呼吸机。

不同类型呼吸机在结构上、控制方式等方面各有不同特点，临床上应根据实际需要和经济条件选择功能适用的各级各类呼吸机。

（三）呼吸机工作原理

呼吸机根据人体呼吸生理学的原理，借助机械力量，建立压力差和逆压力差，将新鲜的空氧混合气体送入患者肺内，将患者呼出的废气排出体外。

临床上最常用的是正压通气呼吸机，它工作的基本原理为"经呼吸道加压通气"，如图3-3所示。通过从呼吸道开口处，如口腔、鼻腔、气管插管等，利用机械加压的方法，直接送入正压气体，压力超过肺泡压，气体经吸气管道通向肺泡，患者完成吸气；除去压力后，依靠胸廓和肺的弹性回缩力，肺泡压大于气体压，肺泡内的气体排出体外，产生呼气；等到肺泡压降到与大气压相等时，患者完成呼气。

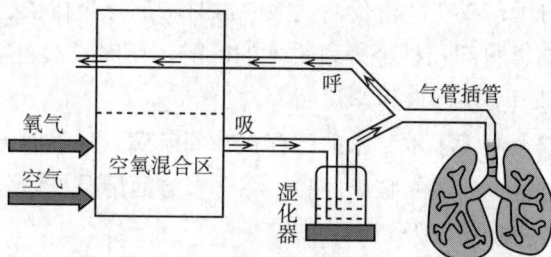

图3-3　正压通气呼吸机工作原理

（四）呼吸机临床应用

呼吸机利用人体自然气道（如口鼻面罩）或建立人工气道（如气管插管）进行肺部通气。前者为无创通气，后者为有创通气。无论使用何种手段进行通气，都不会将器械直接作用于肺，也不会对患者组织进行切割。呼吸机的作用就是支持或替代患者的呼吸运动，使其能获得足够维持生命的氧气，排出代谢产物二氧化碳，使生命得以延续。

呼吸支持是挽救急、危重症患者生命的关键手段之一，因此，呼吸机作为辅助、支持甚至代替人体呼吸功能的医疗设备，在急救、术后恢复、重症监护等临床一线工作中的地位非常重要。根据美国呼吸病协会统计，由于呼吸机的普遍使用，临床抢救的成功率大约提高了55%。

1.呼吸机的主要治疗目的

（1）维持适当的通气量，使肺泡通气量满足机体需要。

（2）改善气体交换功能，维持有效的气体交换。

（3）减少呼吸肌功耗。

（4）进行肺内雾化吸入治疗。

（5）进行预防性机械通气，用于开胸术后或败血症、休克、严重创伤情况下的呼吸衰竭预防性治疗。

2.呼吸机的主要适应证　呼吸机能为治疗导致呼吸衰竭的基础疾病及诱发因素争取必要的治疗时间和条件，因此各种原因所致的急、慢性呼吸衰竭均是其适应证，具体如下。

（1）呼吸道疾病引起的呼吸衰竭　①慢性阻塞性肺病继发感染引起的急性呼吸衰竭，有缺氧和二氧化碳潴留的明显症状，如发绀、烦躁不安、神志恍惚、嗜睡等。②严重胸部外伤后并发呼吸衰竭者；肺部手术后并发急性肺功能不全者。③肺动脉高压手术后发生呼吸衰竭；继发于严重创伤、大手术后休克、严重感染、中毒等情况的ARDS。④急性肺充血或肺水肿经保守治疗无效者。⑤慢性支气管炎、阻塞性肺气肿或肺心病引起肺功能不全，严重呼吸困难，虽仅有轻度缺氧及二氧化碳潴留，但为减轻呼吸肌及心脏负担，或配合支气管内药物（如支气管扩张药、祛痰药、抗生素等）气溶胶治疗，帮助药物在肺内有效分布，提高药物疗效，亦应考虑机械通气治疗。

（2）肺外原因引起的呼吸衰竭　①呼吸中枢功能障碍引起的急性呼吸衰竭，如颅内高压、脑炎、脑外伤、脑血管意外、电击、溺水、药物中毒、麻醉剂过量等直接或间接抑制呼吸中枢。②呼吸肌无力、脊髓灰质炎、吉兰-巴雷综合征、重症肌无力、破伤风、多发性肌炎等，破坏了神经的传导功能，从而影响呼吸肌的活动，引起通气不足或呼吸停止，导致严重缺氧和二氧化碳潴留，对此机械通气是重要的抢救措施。③心脏骤停复苏后或某些重大手术，如心内直视手术后，为预防发生呼吸功能障碍，支持心脏功能，亦可暂时使用呼吸机。

（3）少数慢性阻塞性肺病或睡眠呼吸暂停综合征　在某些情况下，可暂时人为地利用机械通气造成过度通气以降低颅内压，或在严重代谢性酸中毒时增加呼吸代偿，以保持酸碱平衡。

（4）常见麻醉　如心胸、腹部和神经外科手术的麻醉，历时长久且需俯卧位的手术及需短时固定不动的临床检查，如组织活检、放射学诊断等。

（5）术后处理　心脏或大血管手术，术前已存在肺部疾病、呼吸肌无力、脊柱侧弯等。

3.呼吸机的最佳使用时机　一般靠临床经验，综合多方面情况具体分析。

（1）观察患者的咳嗽、排痰情况及意识状态。

（2）分析血气紊乱及其对生理功能的影响程度。

（3）保守疗法证实无效者。

（4）用呼吸机后估计可能取得较好的疗效者。

尽管有上述机械通气的生理学指标，但在具体应用时不拘泥某些数据的绝对值，应结合患者的具体情况具体分析，由于疾病种类不同、患者具体病情各异，因而统一标准很难制定。如临床表现为呼吸困难迅速恶化加重，辅助呼吸肌参与呼吸运动，腹壁反常呼吸运动，咳嗽排痰能力不足或消失，意识障碍严重，躁动不安，大汗淋漓，痰液阻塞等情况，同时上述参数迅速恶化，则可在达到应用呼吸机绝对标准前，早期应用机械通气。如果在全身状况均已衰竭时再用，已经失去抢救时机。

4.呼吸机的选用原则　由于呼吸机研究的飞速发展，各种型号、性能特点的呼吸机不断问世。目前市场可供选择的呼吸机品种繁多，从简单的手压呼吸机到功能齐全、价格昂贵的各种进口呼吸机。如何合理选用呼吸机是临床医生面临的一个问题。应当指出，机械通气的疗效主要取决于使用者的临床经验、对患者病情及呼吸机性能的充分了解，而不完全取决于呼吸机的精密、完善程度。简单价廉的呼吸机如果临床应用得当，同样可取得令人满意的效果；相反，性能优良、功能齐全的精密呼吸机如果使用不当或对呼吸机的各种呼吸模式、参数意义了解不透彻，反而会给患者带来不良后果。因此对呼吸机的选择应根据患者的具体情况、病情的缓急、心肺功能、神智、有无并发症等，以及医院呼吸机的种类和使用者对呼吸机的了解熟悉程度，不能一味追求技术性能复杂而自己又不甚熟悉的呼吸机。选择原则为结构简单、实用、易于操作。

5.使用呼吸机对医务人员的基本要求

（1）具有高度的责任心、同情心，对患者高度负责。

（2）知识面广。了解呼吸生理学、呼吸衰竭的病理生理学；了解所用呼吸机的工作原理、性能特点；能正确调节呼吸机，了解呼吸监测的意义和临床应用。

（3）身体素质好，反应敏捷，应急处理能力强。

第二节 呼吸机结构及性能

呼吸机作为辅助、支持甚至代替人体呼吸功能的医疗仪器，在临床应用有着重要地位，但也与其他治疗药物和手段一样，使用不当可能会危害患者生命健康。因此，临床工程师及临床使用的医护人员，都有必要对呼吸机的基本构造、性能参数等基础知识进行详细的了解和研究。

一、呼吸机基本结构

现代呼吸机不管是何种类型，其基本结构是相似的，一般包括气源、吸气模块（空氧混合器）、主机、湿化装置、患者系统、呼气模块、监测报警系统等。

现代呼吸机整机典型外形如图3-4所示，整机一般由主机、移动式小车、带制动刹车装置脚轮、可调节挂臂、电源线、气源管路、模拟肺、湿化器、螺纹管、呼气活瓣、各类传感器（氧气、压力、温度、流量等）等组成。

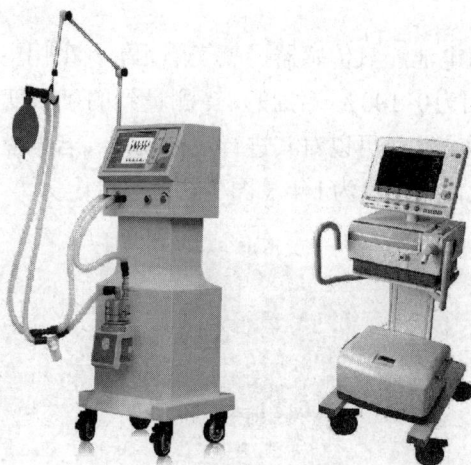

图3-4 呼吸机

（一）气源

绝大多数呼吸机需要高压氧和高压空气。氧气可以来自医院中心供氧系统，也可使用医用氧气钢瓶。高压空气可以来自医院中心供气系统，也可使用医用空气压缩机。高压氧和高压空气输出压力一般不大于5kg/cm^2，因此，无论使用中心供氧、供气系统，还是医用氧气钢瓶，均应配备减压和调压装置。

医用空气压缩机可提供干燥和清洁的冷空气，内有消声器、滤过器等结构，一般均具有噪声低、排气量大、排气压力高、使用寿命长、性能可靠、移动方便、体积小、外形美观等特点。使用时应注意每天清洗进气口的海绵及排除贮水器的积水，并观察计时器，原则上每满2000小时应检修一次。

（二）吸气模块

吸气模块是呼吸机的重要部件，其关键部件是空氧混合器。现代高档呼吸机都采用精密的空氧混合器，可以精确地向患者提供氧浓度为21%~100%的气体。

空氧混合器一般由三部分构成：平衡阀、配比阀、安全装置。压缩空气和氧气首先进入平衡阀，经一级和二级平衡后，气体压力均等，再经配比阀在吸气混合区混合，形成不同氧浓度的空氧混合气体，向患者系统的吸气导管输出，此输出过程经由氧气传感器、吸气压力传感器、滤菌器、安全阀等组成的安全装置进入患者吸气管道（图3-5）。

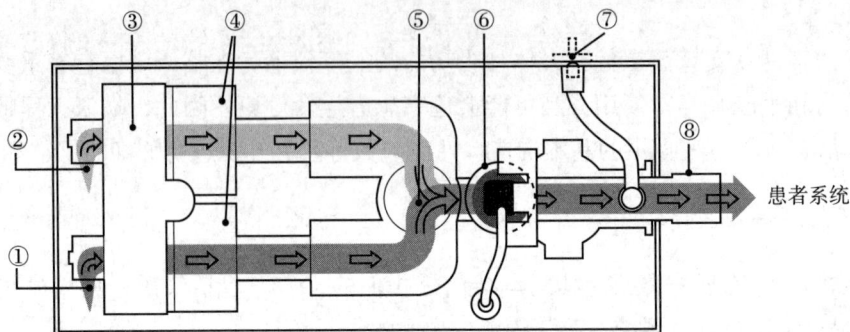

图3-5　吸气模块

注：①和②分别是氧气入口和空气入口；③是平衡阀；④是配比阀；⑤是吸气混合区，空气和氧气在此处混合；⑥是氧气浓度传感器，测量氧气浓度，由滤菌器加以保护；⑦是吸气压力传感器，测量传送至患者的混合气体压力，也由滤菌器加以保护；⑧是吸气通道，将混合气体输送至患者系统的吸气导管，吸气通道上配有一个安全阀

氧气浓度传感器，又称氧电池、氧传感器、氧气单元等，采用电化学原理，主要功能是测量混合气体的氧浓度，测量范围为0~100%氧浓度。当测量到的氧浓度值与设置的氧浓度值偏差较大时，呼吸机将发出报警提示，这时可以对其进行定标校准，若偏差仍然较大，一般原因是氧电池耗尽，需更换，氧电池一般使用寿命为1年（图3-6）。

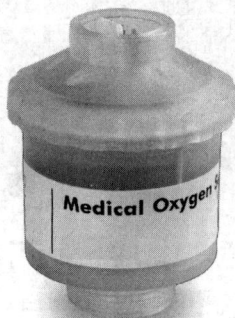

图3-6　氧气浓度传感器

（三）主机

主机是提供呼吸管理的装置，一般由控制电路、机械运动部件及气路构成。现代高档呼吸机一般采用微处理机控制，把新鲜的空氧混合气体按照设定参数，包括通气量、吸呼比、氧浓度、呼吸频率等，通过选定的通气方式给患者供气。

主机面板一般包括以下三个区域。①参数显示区：主要显示呼吸机工作状态的气道压力、通气量、吸呼比、氧浓度、呼吸频率等参数数值或图形。②参数设置区：主要用于各种参数的设置调整。③报警区：实时监测各项参数，一旦出现参数异常、系统故障或通气故障等状况，系统进行报警并进行相关提示。现代呼吸机主机面板上通常配置含有有效触摸键的屏幕、固定键、旋转钮等，形成良好的用户界面，方便对呼吸机的操作控制。

（四）加热湿化装置

1.湿化器　对吸入气体进行加温和湿化，以尽量避免气道内产生痰栓和痰痂，并可降低分泌物的黏稠度，促进排痰。较长时间使用呼吸机，良好的湿化可预防和减少呼吸道继发感染，还能减少热量和呼吸道水分的消耗。

湿化器多数是通过加温湿化罐中的水，使其蒸发并进入吸入的气体中，最终达到使吸入气体加温和湿化的目的。最先进的湿化器采用特制的多孔纤维管道加温，使水在管道壁外循环，并逐渐弥散管道加温，既有湿化的作用，又基本不增加呼吸机的顺应性。有些湿化器为减少气体输送过程中的温度损失和减少积水，在吸入气的管道口中还安装了加热线。

2.雾化器 是利用压缩气源作为动力进行喷雾，雾化的生理盐水可增加湿化的效果，也可用作某些药物的雾化吸入。在使用雾化器的过程中，特别要注意雾化是否增加潮气量。有些呼吸机的雾化器能使潮气量增加，有些可不增加，还要注意有些呼吸机的雾化器是连续喷雾，有些是随患者的吸气而喷雾，使用时宜采用降低通气频率、放慢呼吸节奏的方法，使雾化效果更加完善。

雾化器产生的雾滴一般小于 $5\mu m$，而湿化器是以水蒸气的形成存在于吸入气体中。前者的雾滴容易沉降到呼吸道及肺泡中，后者不能携带药物。雾化器容易让患者吸入过量的水分，而湿化器不会。

（五）患者系统

患者又称呼吸回路，一般由螺纹管、集水杯、Y型管、弯接头、面罩、气管导管等组成（图3-7）。其作用是把经过加热湿化或雾化的气体，通过面罩或气管导管供给患者，并把患者呼出的气体通过呼气模块直接排出。

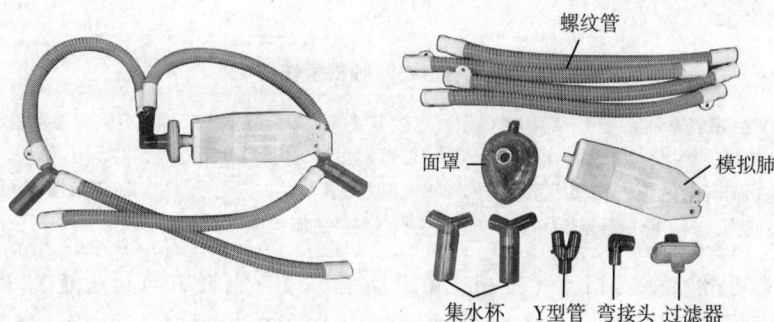

图3-7 患者系统

1.螺纹管 用作呼吸机的主要通气管道，过去多用橡胶制成，为防止管腔扭曲引起管狭窄或阻塞，采用螺纹折叠结构。但橡胶制品内壁不平，增加气流阻力，且会随气压变化而伸缩，增加呼吸机的无效腔效应。近年来，随着材料加工技术不断革新，现多采用硅胶等特殊高分子材料，较好地克服了上述缺点。

2.集水杯 呼吸机向患者输送气体时，为了防止患者气道干燥，要对输送气体进行湿化或雾化，不可避免产生一定的水蒸气，随着呼吸机的送气，管路中会形成冷凝水，通过在管路中加装集水杯进行冷凝水收集，避免冷凝水进入患者气道而影响治疗。

3.面罩 临床上常用面罩主要由塑料、有机硅或橡胶制成，根据固定部位不同，主要分为鼻枕面罩、鼻面罩、口鼻面罩和全面罩。面罩作为呼吸机与患者之间的界面与患者直接接触，在治疗过程中举足轻重。一款好的面罩应充分结合人体面部工程学特点，确保配戴舒适、密封良好，从而提高疗效并确保呼吸机各项功能的准确运行。面罩的好坏不仅需要看其质量的好坏，更需要注意的是其舒适度，只有在面罩合适、佩戴舒适的情况下才能取得最佳的治疗效果。

4.气管导管 是插入患者气管或支气管，为患者特别是不能自主呼吸患者创建一个临时性人工呼吸通道的一种医疗器械。按使用部位分为经口/鼻气管插管和经气管切开插管两类；按有无套囊分为带套囊导管和无套囊导管。

常见的插管头部有一个或两个套囊，套囊充气后可以起到固定插管和密封气道的作用，也可以不带套囊。插管通常由高分子材料制成，管身内埋有钢丝线圈，以提高径向强度和轴向柔软度。一端经口/鼻气管插管或经气管切开插管，一端通过呼吸管路与麻醉呼吸机连接，以维持患者呼吸。

（六）呼气模块

呼气模块是呼吸机中的一个重要组成部分，其主要作用是配合呼吸机做呼气动作。它在吸气时关闭，使呼吸机提供的气体能全部供给患者；在吸气末，呼气阀可以继续关闭，使之屏气；它只在呼气时才打开，使之呼气。当气道压力低于呼气末正压通气（PEEP）时，呼气模块关闭，维持PEEP。呼气模块一般包括有呼气阀、PEEP阀和呼气单向阀，也可由一个或两个阀完成上述三种功能（图3-8）。

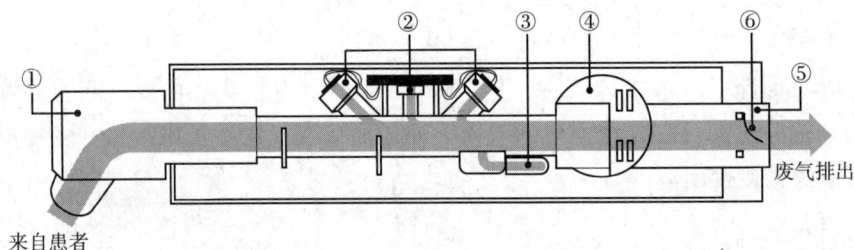

图3-8　呼气模块

注：①是呼气入口，患者系统的呼气导管通过滤菌器连接至呼气入口，呼气入口处配有除湿器；②是流量传感器，用以测量经过呼气通道的气流量，可以是热丝式，也可以是超声式或风扇式；③是呼气压力传感器，用以测量呼气压力，传感器由滤菌器加以保护；④是PEEP阀，用于调节患者系统内的呼气末压力的调节阀；⑤是呼气出口，来自患者系统的气体通过呼气出口排出呼吸机；⑥是单向阀，为了防止重复吸入呼出气或自主吸气时产生同步压力触发

1.呼气阀　常见的有电磁阀、气鼓阀、鱼嘴活瓣（兼有吸气单向阀功能）、电磁比例阀和剪刀阀。电磁阀多用于婴儿呼吸机中，因为电磁阀结构小、通径小和气阻较大，通过流量不可能很大。气鼓阀的形式很多，采用这种结构的呼吸机也很多。它可以由电磁阀控制，将电磁阀作为先导阀，此时控制气鼓阀的流量可很小，也可兼有PEEP阀功能。鱼嘴活瓣常在简单型呼吸机中采用，因为它兼有吸气单向阀的功能。电磁比例阀是通过控制线圈中的电流来控制呼气阀的开与关，作为压力限制阀和PEEP阀，其反应时间快，性能良好，可开环控制，故十分方便。剪刀阀的结构如剪刀，故称剪刀阀。它除了作开启或关闭的呼气阀以外，亦可控制其呼出流量，且比其他阀方便。

2.PEEP阀　是临床上用于治疗急性呼吸窘迫综合征的重要手段，PEEP阀除了可由呼气阀兼有外，还有几种阀可以实施PEEP功能。如水封PEEP阀，把插入水中的深度作为PEEP值，早期的呼吸机采用此法实施PEEP功能。较多见的是利用弹簧PEEP阀，作为单独的PEEP阀。磁钢式PEEP是用磁钢吸引力代替弹簧。重锤PEEP阀用重锤限制呼出气，但改变数值时较麻烦，需要垂直于地面。

3.呼气单向阀　为了防止重复吸入呼出气或自主吸气时产生同步压力触发，呼吸机都需要配置呼气单向阀，呼气单向阀大多数由PEEP阀和呼气阀兼任，但有时还必须要装一个单向阀，以确保实现上述功能。

（七）监测报警系统

实时监控呼吸机工作状态，对患者的抢救成功与否至关重要。因此，呼吸机的监测报警系统越来越受到研制者和临床应用者的重视。呼吸机监测系统的作用有两个方面：一是监测患者的呼吸状况；二是监测呼吸机的功能状况，从而确保呼吸机应用的安全性和有效性。

呼吸机的监测报警系统包括压力、流量、吸入氧浓度、呼出气二氧化碳浓度、经氧分压、二氧化碳分压和血氧饱和度等。大部分呼吸机不直接带有呼气二氧化碳、血氧饱和度监测装置，只作为配件装置附带。呼吸机常配的监测报警系统有如下三个方面。

1.压力监测　主要有平均气道压、吸气峰压、吸气平台压、PEEP上下限压力以及低压报警等。压力监测是通过压力传感器实施的，传感器一般连接在患者Y型接口处，称为近端压力监测，也有接在呼吸机的吸气端或呼气端。低压报警主要作为通气量不足、管道脱落时压力下降时的报警，有些呼吸机通过低分钟通气量报警来代替，呼吸机一般均设置这两种功能。

2.流量监测　多功能呼吸机一般在呼气端装有流量传感器，以监测呼出气的潮气量，并比较吸入气的潮气量，以判断机器的使用状态、机械的连接情况和患者的情况。也有的呼吸机应用呼气流量的监测数据来反馈控制呼吸机。

3.氧浓度监测　一般安装在供气部分，监测呼吸机输出的氧浓度，以保证吸入所需浓度的新鲜空氧混合气体。监测氧浓度的传感器一般为氧电极或氧电池。氧电极需要定期更换或加液一次，氧电池为随弃型，一般只能用一年。一旦呼吸机的氧浓度传感器失效，呼吸机就会一直报警，以致呼吸机不能正常使用。

二、呼吸机基本操作

（一）使用呼吸机的基本步骤

1.确定是否需要通气　确定患者是否有机械通气的指征、机械通气的禁忌证。如有禁忌证，则应首先进行必要的处理。

2.确定通气方式

（1）无自主呼吸的患者　选用控制呼吸方式，如IPPV和PRVC等。

（2）有自主呼吸但通气不足的患者　选用辅助呼吸方式。①呼吸频率小于10次/分钟，潮气量小于300ml，选用MMV和SIPV。②呼吸频率为10~20次/分钟，潮气量小于300ml，选用SIMV，PSV，CPAP，VCV。③呼吸频率为20~30次/分钟，潮气量小于200ml，选用SIMV+PSV。④呼吸频率大于30次/分钟，潮气量小于100ml，给予必要的镇静剂或呼吸抑制剂，选用SIMV，MMV，SIMV+PSV；如果呼吸过浅快，则应用肌肉松弛剂后，采用控制呼吸。

3.设定通气参数

（1）计算患者所需要的分钟通气量，再根据分钟通气量确定呼吸频率、潮气量、吸气时间、触发灵敏度等有关参数。

（2）确定氧浓度，设定氧浓度时，应注意防止出现氧中毒。

（3）确定PEEP参数值。

（4）设定报警参数。

（5）调节湿化温度，湿化气体的温度应尽量接近患者的体温，一般为32~35℃。

（6）调节触发灵敏度。

4.调整呼吸参数 在进行机械通气一定时间后，定期进行血气检查，根据检查结果不断地对呼吸参数进行评估和调整，以求得对患者最好的治疗效果。

5.撤机 如果患者情况好转，自主呼吸良好，即考虑尽早撤离呼吸机，避免呼吸机依赖。临床上根据患者的实际情况，选择适当的时机和适当的通气模式进行撤机，常用的撤机方式如下。

（1）直接撤机。

（2）间接"T"形管试验性撤机。

（3）间断停机撤机。

（4）改变通气模式过渡撤机（SIMV过渡撤机、压力支持PSV过渡撤机、SIMV+PSV过渡撤机、CPAP过渡撤机、容量支持VS过渡撤机、分钟指令性通气MMV过渡撤机）。

（5）人工手法辅助撤机。

（二）现代呼吸机操作注意事项

正确使用呼吸机，必须做好准备工作，一般可按照以下注意事项检查操作，但不同品牌不同型号呼吸机操作事项不尽相同，具体应参照实际使用呼吸机的操作指导手册执行。

1.使用前检查 检查呼吸机是否按时清洗消毒完毕（查阅记录卡）。

2.电源、气源和气路连接检查

（1）连接主电源，检查呼吸机电源插头是否接好。

（2）将空气、氧气气源分别和呼吸机空气入口、氧气入口连接，注意检查接口处有无气体泄漏。

（3）按需将加湿器、螺纹管、集水杯、Y型管、弯接头、人工测试肺等部件连接成呼吸回路。

3.开机启动 将电源开关打开，检查电源指示灯（一般为绿色）是否点亮，在用户界面上选择"使用前检查"，一般检查项目见表3-1。通过所有测试项目，进入备用（待机）状态。

表3-1 呼吸机使用前检查测试项目

测试项目	测试内容描述	纠正方法
内部测试	声音测试和其他内部测试（内存和安全性相关硬件）	确保患者装置的前护盖和用户界面的后护盖均已正确安装
气压计测试	检查内部气压计所测量的气压读数	在屏幕窗口中检查气压计读数
气体供应测试	检查由内部供气气压传感器测得的供气（空气和氧气）气压是否在指定的范围之内	检查并确保供气（空气和氧气）气压均在指定的范围之内
内部泄漏测试	使用吸气和呼气压力传感器并连接测试管道的情况下，检查内部是否存在泄漏 允许泄漏：压力为80cmH$_2$O时不超过10ml/min	如果显示消息泄漏或泄漏过多，检查测试管道是否正确连接。①检查呼气封闭盒和吸气通道的所有连接。②确保呼气封闭盒和吸气通道均十分清洁并干燥。③与维护技术员联系
压力传感器测试	校准并检查吸气和呼气压力传感器	如果内部泄漏测试通过：①检查/更换吸气或呼气压力传感器。②检查并确保呼气封闭盒中未积存多余的水
安全阀测试	检查并在必要时将张开压力调整为117±3cmH$_2$O	检查吸气部分：①检查并确保吸气导管上安全阀膜已正确安装。②检查并确保在吸气部分已正确安装吸气导管。③检查在开始使用前检查时安全阀能够正确关闭（关闭时会发出明显声响）

续表

测试项目	测试内容描述	纠正方法
氧气传感器（氧电池）测试	在21%氧气和100%氧气两个浓度下校准并检查氧传感器（氧电池）。检查氧气传感器是否已磨损。因为此测试需要不同的混合气体，如果缺少某种气体，将不执行此测试	①检查并确保所连接的气体供给压（空气和氧气）均在指定的范围之内。②更换氧传感器。③更换气体模块（空气和氧气）
流量传感器测试	检查吸气流量传感器，校准并检查呼气流量传感器	①检查并确保所连接的气体（空气和氧气）供给压均在指定的范围之内。②检查并确保呼气封闭盒在呼气封闭盒舱内正确定位
电池切换测试	检测到交流电停电时切换到电池电源供电，当交流电恢复时切换回交流电供电	检查并确保所连接电池模块的总剩余供电时间至少10分钟。反之，则使用完全充满电的电池更换电量用尽的电池并重复测试
患者呼吸回路泄漏测试	使用吸气和呼气压力传感器并在连接患者管道的情况下，检查患者呼吸回路是否存在泄漏。允许泄漏：压力为50cmH$_2$O时不超过80ml/min	如果内部泄漏测试通过，则泄漏位于患者呼吸回路上。检查泄漏或更换患者呼吸回路
报警状态测试	检查在使用前检查期间不会发出报警	技术错误，请咨询维护技术员

4.通气使用

（1）输入患者信息，选择通气模式，设置通气参数和报警参数。

（2）打开湿化器电源开关，将呼吸回路与患者连接，启用"启动通气"模式。

（3）根据患者情况重新调整设置通气参数、调整报警上限值和下限值。

5.关机

（1）将呼吸回路从患者身上撤除。

（2）退出通气模式，进入备用（待机）状态。

（3）断开湿化器电源开关

（4）断开呼吸机电源开关。

（5）断开气源连接。

重要提示：请在关闭呼吸机主电源同时关闭湿化器电源，以防湿化器内水蒸气进入呼吸机内部，造成损坏！

6.清洗和消毒 呼吸机表面一般用清水浸润的纱布进行清洗，用75%乙醇进行消毒；与患者接触的呼吸管、面罩等可采用擦洗、浸泡的方式消毒，转接头用高温高压或浸泡消毒；主机气路一般采用消毒气体进行消毒；呼吸机空气过滤网、过滤片定期更换、清洗。

三、呼吸机主要性能参数

（一）时间参数

1.吸气时间（T$_1$） 是指一次呼吸中吸气相的持续时间。

2.呼气时间（T$_2$） 是指一次呼吸中呼气相的持续时间。一般T$_2$>T$_1$。

3.屏气时间 吸气气流已经停止，呼气阀不打开，不转为呼气，出现屏气。屏气结束后，呼气阀打开，才转为呼气。吸气末屏气时间计入吸气时间。

4.呼吸周期（T） 是指患者完成一次完整的吸气和呼气的时间，即吸气相加上呼气相的时间；如果设置了吸气末屏气功能，则吸气相还应加上屏气时间，计算公式如下：

$$T=T_1（包括屏气时间）+T_2$$

5.吸呼比（I：E） 是指吸气时间与呼气时间的比值，I：E=T_1：T_2。通常可设置为1：1.5、1：2、1：2.5、1：3等。

6.呼吸频率（f） 是指每分钟呼吸次数，一般为6~20次/分钟，麻醉时一般定为10~16次/分钟。呼吸频率分为呼吸机预置频率和患者实际呼吸频率。使用控制通气，患者无自主呼吸时，呼吸机预置频率等于患者实际呼吸频率；患者有自主呼吸时，呼吸机预置频率小于患者实际呼吸频率。

（二）容量参数

1.潮气量（tidal volume，TV） 为人处于平静状态下每次吸入或呼出的气量，可分为吸气潮气量和呼气潮气量。机器上预设的潮气量，一般为吸气潮气量；而机器监测的潮气量可为吸气潮气量，也可为呼气潮气量，或者二者同时监测，取决于呼吸机传感器的设置位置。

正常成人的潮气量一般为400~500ml，其中有300~400ml气体进入肺泡进行气体交换，其余的分布于气道。多数呼吸机潮气量在100~1200ml范围内可调。

2.每分通气量（minute ventilation volume，MV） 为肺每分钟吸入或呼出的气体总量，计算公式如下：

$$每分通气量=呼吸频率×潮气量$$

平静呼吸时，成人的每分通气量一般为6~8L/min；剧烈活动时，可高达100L/min。多数呼吸机每分通气量在0~200L/min范围内可调。

3.残气量（residual capacity，RC） 是指最大呼气后肺内残留的气量。

4.功能残气量（functional residual capacity，FRC） 指静息呼吸时，呼气末存留在肺和人体气道内的气量。功能残气量在生理上起着稳定肺泡气体分压的缓冲作用，减少了通气间隙时对肺泡气体交换的影响。

5.肺活量（vital capacity，VC） 是指在最大吸气后尽力呼气的气量。正常成人约为4500ml。

6.生理无效腔（呼吸无效腔） 是指未参与气体交换的部分。包括解剖无效腔和肺泡无效腔两部分。

（1）解剖无效腔 口鼻、气管、支气管中的气体没有参与气体交换，这部分的量占整个无效腔的30%左右，约为150ml。

（2）肺泡无效腔 进入肺泡的部分气体有通气作用，但没有进行氧交换。正常人的肺泡无效腔接近于0。存在肺泡无效腔的情况，多见于心输出量降低、肺血管阻塞。在进行正压通气时，如果压力过高，使肺泡内压明显增大，可导致肺泡壁毛细血管的血流减少，肺泡无效腔增大。

正压呼吸时，被压缩的气体还会有部分停留在呼吸管道内，因此会形成动态的无效腔。一般呼吸管道的动态无效腔的量为50~100ml。

（三）压力参数

1.气道内压力 因为不能直接测量患者气道内的压力，只能测量管道内的压力，一般来说，气道内压力为近端气道内压力，尽量在靠近患者一端测量，以使测量值尽量接近肺泡内压力。

2.肺泡内压力 是指肺泡内的实际压力，由于支气管阻力的存在，肺泡内的实际压力一般低于近端气道内压力。

3.最大吸气压力 又称峰值吸气压力、气道峰压，是指吸气时产生的最大的近端气道内压力。它是克服气道阻力（一般指气道的非弹性阻力）和弹性阻力，实现潮气量所需要的压力。当潮气量不变时，最大吸气压力增高提示气道阻力、胸肺弹性回缩力增强。

4.**平台压力**　是指肺内气流已经停止后，气体在肺内重新分布均匀所产生的气道压力。当吸气相达到最大吸气压力后，由于肺泡张开，气道内压力下降为平台压力，并维持到呼气相开始。

（1）平台压力小于最大吸气压力。

（2）平台压力约等于平均肺泡内压力。

（3）如呼吸周期中没有存在平台，平台压力就为0。

5.**平均气道压**　是指一个呼吸周期内气道的平均压力，它与氧合程度及血流动力学监测有关，能预测平均肺泡压力的变化，以及吸气与呼气阻力之间的关系。影响平均气道压的因素有通气频率、吸气时间、最大吸气压力、PEEP等。

6.**压力触发灵敏度（pressure trigger sensitivity）**　在进行辅助通气时，呼吸机通过特定的压力传感器，探测患者自主吸气时气道内压力的变化从而触发吸气。当气道内压力下降一定值时，呼吸机就触发吸气，这个下降的值就是压力触发灵敏度。压力触发灵敏度的大小由医生根据患者的情况进行设定。

7.**PEEP**　是指呼气末的气道压力保持高于大气压的现象。PEEP可增加患者体内残气，防止呼气时出现肺泡萎陷，增进患者换气功能。早在1938年，就有人利用PEEP治疗急性肺水肿。

现代呼吸机上的PEEP是由呼吸机有意产生的外源性PEEP，是指机械通气时，在呼气相终末，借助安装在呼气端的限制气流的活瓣装置，使呼吸道和肺泡内压仍保持在高于大气压的水平。在呼吸机的操作中，外源性PEEP一般简称PEEP。呼气末正压一般在$0 \sim 196Pa$（$0 \sim 20cmH_2O$）范围可调。

8.**供气压力**　呼吸机在吸气相产生正压，将气体压入肺部。供气压力范围一般在$196 \sim 588Pa$（$20 \sim 60cmH_2O$）。

（四）流量参数

1.**吸气流速（流量）**　是指吸气相时气道内气流的流速。在吸气时间一定的情况下，吸气流速与潮气量成正比；在潮气量一定的情况下，吸气流速与吸气时间成正比；在吸气动力一定的情况下，吸气流速与气道阻力成反比。

在一些通气模式下，在整个吸气相，气道内气流的流速是变化的，因此，机器只能设置最大吸气流速，又称峰值流速。

2.**流量触发灵敏度（flow trigger sensitivity）**　在进行辅助通气时，呼吸机通过特定的传感器，探测患者自主吸气时气道内基础气流的流速变化，从而触发吸气。当气道内基础气流的流速下降一定值时，呼吸机就触发吸气，这个下降的值就是流量触发灵敏度。流量触发灵敏度的大小由医生根据患者的情况进行设定。

流量触发可以用于所有呼吸模式，具有反应时间短、人机协调性好的优点。但如果灵敏度设置过高，患者只需吸入少量气流就能触发，则患者的活动、漏气可能都会导致误触发。

（五）其他参数

1.**氧浓度**　可调范围为21%~100%。在吸入氧浓度的选择上，不但应考虑高浓度氧的肺损伤作用，还应考虑气道和肺泡压力过高对肺的损伤作用。氧浓度小于40%比较安全，大于60%、持续7小时以上，容易引起氧中毒。

2.**动脉血二氧化碳分压**　是指物理溶解的二氧化碳所产生的张力，参考值为$35 \sim 45mmHg$。是衡量肺泡通气情况，反映酸碱平衡中呼吸因素的重要指标。在呼吸性酸中毒时二氧化碳分压大于$50mmHg$。

3.**顺应性**　是指在外力作用下弹性组织的可扩张性，是弹性阻力的倒数。呼吸治疗中有呼吸系统的顺应性和呼吸管道的顺应性两种。呼吸系统的顺应性包括肺组织的顺应性和胸廓的顺应性；呼吸管道的顺应性从理想角度讲应为0。

4.气道阻力　是指气道壁与气体分子之间的摩擦力以及各气体分子之间的黏性摩擦力的总和，反映了压力和流速的关系。呼吸道直径越小，阻力越大；呼吸道长度越长，阻力越大；气体的黏度越大，阻力越大。

四、呼吸机控制方式

（一）控制方式分类

1.气控型　呼吸机无需使用电源，这在某些特定的环境下十分必要，如急救呼吸机在担架上、矿井内和转运过程中的使用等。但这种控制方式的缺点是精度高，难以实现较复杂的控制，常用于一些简单控制。

2.电控型　用模拟电路和逻辑电路构成的控制电路来驱动和控制呼吸机中的电动机、电磁阀等电子装置工作。电控型呼吸机控制的参数精度高，可实现各种通气方式。呼吸频率误差低，精准实现吸呼比，各报警功能精确齐全。

3.微处理机控制型　严格来说属于电控型呼吸机。由于近年来计算机、微电子等技术的迅速发展，此型呼吸机也日趋成熟。此型呼吸机控制精度高，功能全，越来越多的呼吸机采用此种方法。

（二）启动方式

启动方式是指使呼吸机开始送气的驱动方式，有三种方式：时间启动、压力启动和流量启动。

1.时间启动　用于控制通气，是指呼吸机按固定频率进行通气。呼气期达到预定的时间后，呼吸机开始送气，即进入吸气期，不受患者吸气的影响。

2.压力启动　用于辅助呼吸，是指当患者存在微弱的自主呼吸时，吸气时气道内压降低为负压，触发呼吸机送气，完成同步吸气。辅助呼吸使用压力触发时，能保持呼吸机工作与患者吸气同步，以利撤离呼吸机，但当患者吸气用力强弱不等时，传感器装置的灵敏度调节困难，易发生过度通气或通气不足。

3.流量启动　用于辅助呼吸，是指在患者吸气开始前，呼吸机输送慢而恒定的持续气流，并在呼吸回路入口和出口装有流速传感器，由微机测量两端的流速差值。若差值达到预定水平，即触发呼吸机送气。

（三）限定正压通气

限定正压通气时，为避免对患者和机器回路产生损害作用，应限定呼吸机输送气体的量。限定方式有如下三种。

1.容量限定　预设潮气量。通过改变流量、压力和时间三个变量来输送潮气量。

2.压力限定　预设气道压力，通过改变流量、容量和时间三个变量来维持回路内压力。

3.流速限定　预设流速，通过改变压力、容量和时间三个变量来达到预设的流速。

（四）呼吸机的切换方式

切换是指从吸气相向呼气相的转变。切换方式随呼吸机种类的不同而异，一般呼吸机含有两种以上不同的切换方式。

1.**压力切换**　是指机械吸气压力达到预定值后，吸气终止，转为呼气。压力以外的因素，如吸气容积、吸气时间和吸气流速等，都是可变的。不能保持稳定的潮气量，是压力切换的缺点。

2.**容积切换**　是指机械通气容积达到预定值后，吸气停止，转为呼气。容积切换是现代呼吸机最常用的切换方式，其优点是可保持通气量的稳定。

3.**时间切换**　是指吸气时间达到预定值后，吸气转为呼气。吸气时间固定，当顺应性和气道阻力发生变化时，吸气压力、容积和流速都发生变化。

4.**流速切换**　是指吸气时流速的波形随时间而变化，当流速达到设定水平时吸气转为呼气。

5.**两种以上方式的结合**　现代容积切换型呼吸机，可并用其他切换方式，使其功能增多。

五、呼吸机通气方式

呼吸机的临床应用为救治呼吸衰竭患者增加了便利和成功的机会，大大降低了呼吸衰竭的病死率。与此同时，也对医护人员提出了更高的要求，除了正确选择和设置各项参数外，还要按病情需要适当选择通气方式，以达到合理使用和最佳的治疗效果。如使用不当，不仅造成人力物力浪费，也会给患者带来各种有害的影响，甚至造成不可挽回的损失。因此正确选择机械通气方式，对呼吸机治疗有着非常重要的意义。

（一）通气方式的概念和分类

通气方式是指应用呼吸机时，处理患者与通气之间的关系所使用的各种技术。按呼吸机工作机制呼吸类型一般包括指令呼吸、辅助呼吸、支持呼吸和自主呼吸。机械通气方式实际上是指令、辅助、支持和自主呼吸的理想结合和不同组合。按不同标准，通气方式可以分为完全支持通气和部分支持通气，也可以分为无创通气和有创通气。

（二）常用通气方式

1.**控制机械通气（control mandatory ventilation，CMV）**　是指呼吸机完全代替患者的自主呼吸，呼吸机承担或提供全部呼吸功能。患者的呼吸频率、潮气量、吸呼比和吸气流速等完全由呼吸机控制。间歇正压通气（intermittent positive pressure ventilation，IPPV）是临床上最常用的控制机械通气方式，又可以分为定容IPPV（容量控制通气VCV）和定压IPPV（压力控制通气PCV）。控制机械通气的优点是容易操作、使用方便，主要用于无自主呼吸或自主呼吸很微弱的患者及手术麻醉期间肌肉松弛者；缺点是若有自主呼吸，可发生人机对抗，若调节不当可发生通气不足或通气过度，不利于自主呼吸的锻炼。

2.**叹息通气（SIGH）**　是模仿人体在正常平静状态下呼吸一段时间后会有1~3次深吸气而设计，又称长吸气通气。临床上常使用VCV+SIGH通气方式，又称自动间歇肺泡过度充气，在容量控制的基础上，每100次呼吸中用一次相当于2倍潮气量的长吸气，目的在于预防长期IPPV时肺泡凹陷性肺不张。

3.**辅助控制通气（assist control，A/C）**　结合了控制和辅助两种模式。当患者存在自主呼吸时，可触发呼吸机送气（流量触发或压力触发），表现为辅助通气；无自主呼吸或自主呼吸频率低于预设频率时，呼吸机强制送气，表现为控制通气。A/C通气方式可定容也可定压。定容时，预设的通气参数为触发灵敏度、呼吸频率、潮气量、吸气流速、吸气流速形式；定压时，预设触发灵敏度、呼吸频率、吸气时间、吸气压力。

4.**同步间歇指令通气（synchronized intermittent mandatory ventilation，SIMV）**　是一种混合通气方式，分为指令通气和自主呼吸两部分，在两次指令通气之间允许患者自主呼吸。SIMV源于对间歇指令通气的改进，引入了"触发时间窗"的设计，改善了指令通气和自主呼吸之间的同步性，成为同步间歇指令通气方式。其参数设定与A/C通气方式基本相同。

5.持续正压通气（continuous positive airway pressure，CPAP） 在自主呼吸条件下，为保持患者稳定的呼吸驱动力和适当潮气量，在整个呼吸周期内人为地施以一定程度的气道内正压，从而有利于防止气道萎陷，增加功能残气量，改善肺顺应性，提高氧合作用。在这种模式下，呼吸机只维持一定的气道正压，不进行机械通气。仅适用于有自主呼吸的患者。如果患者出现呼吸暂停，呼吸机可以根据预设的频率进行必要的机械通气，保障患者的安全。

6.PEEP 在间歇正压通气的前提下，在呼气末期将气道压力维持在高于大气压的水平，在治疗呼吸窘迫综合征、非心源性肺水肿、肺出血时起重要作用。

第三节　呼吸机的维护、保养与质量控制

呼吸机是一种非常具有代表性的急救和生命支持设备，也是在临床工作中与患者接触最为密切和持久的医疗设备之一，广泛应用于呼吸监护病房、内外科加强监护病房、急诊中心、麻醉术后恢复室、流动急救场所和家庭之中。在实际应用中，为使呼吸机的功能得以全面发挥，更准确地施行治疗和救护，正确认识、理解和选择呼吸机的各种参数调节和设置是非常必要的。同时，呼吸机的性能好坏也直接关系到患者的生命安全，因此，呼吸机的维护、保养和质量控制在临床应用中极其重要。

一、呼吸机维护与保养

（一）呼吸机的维护与保养原则

（1）充分利用呼吸机的自检功能　现代呼吸机多采用微电脑控制，一般具备功能完善的自检系统，可以对呼吸机各个部分和执行单元进行检测和校准。机器的绝大部分故障可以通过自动检测来发现。因此，工程技术人员应熟悉和充分发挥机器的自检功能，可以起到事半功倍的效果。机器的自检系统一般包括以下3部分。

1）开机自检　每次开机时，机器会进行简略的自检。自检通过后机器才进入运行状态。开机自检主要针对机器的主要部件，一般不需要操作人员动手，完全由机器自动完成。自检的时间约为10秒，自检期间机器不进入工作状态。开机自检的内容主要是电子电路和部分执行单元，具体包括以下几方面。①各子系统的电路由各自的微处理器控制进行自检，再将自检结果向中心处理器汇总。②系统各部分电路连接是否正常，如电气接头是否正确连接，电子接口功能是否正常。③检查安全保护电路是否正常。④存储器检查和初始化等。自检通过，说明机器的电子电路部分正常，如果还有故障要首先考虑气路方面。

2）快速自检　是机器的一种相对简单的自检，目的是确认呼吸机的正常功能，一般耗时3~5分钟，主要检查呼吸机的供气系统，包括压力传感器和流量传感器是否正常、呼吸管路密闭情况、呼吸回路的顺应性和呼吸阻力、细菌过滤器的呼吸阻力等。在进行快速自检的过程中，呼吸机会显示实时的提示信息，包括正在进行的检查项目、测试结果、测量值等。一般测试结果有如下三种。①通过：说明该项测试正常。②警告：说明测试结果不理想，但问题不严重，测试程序暂停。如果操作者确定这些错误不会对患者造成危害，可予以忽略，照常使用机器。也可以在问题处理后重新测试。③失败：测试没有通过，需要排除故障。维修完成后，只有重新测试通过后才能使用机器。

3）全面自检 使用微电脑控制的呼吸机都具有完善的检测功能，但需要由工程技术人员选择进入维修模式，并按照程序提示，进行一些手动工作，如连接管道。系统的自检项目十分丰富，工程技术人员可以选择所有检测项目，进行全方位检测。全面检查气路（包括空气压缩机）、存储器、安全系统、面板显示器、控制器、数字和模拟电路、电源、输出电路、传感器等各个子系统。有的型号机器要求使用标准测试回路。做一次全面检测需要10~20分钟。也可以针对性地选择其中的几项进行检测。

（2）加强医护人员操作培训，减少人为故障 临床上多数故障集中在电源、气源、湿化器、呼吸管路等外围设备上，主机的故障并不多。在呼吸机的维修原因中，使用错误占据大多数（如呼吸参数设置不当、报警下限设置过低等），比例达到近80%。因此，加强医护人员呼吸机操作专业培训，是减少机器故障的有效手段之一。

（3）加强工程人员专业学习，提高维修能力 现代呼吸机具有复杂的患者通气支持系统和控制监测系统，既有精密的机械部件，又有功能强大的微处理控制单元，同时这些部件还必须耐受各种消毒和灭菌条件。因此，加强工程技术人员专业学习，熟悉呼吸机工作流程以及各部件基本结构和工作原理，有助于工程技术人员快速正确判断故障原因，提高维修效率。

（二）呼吸机的日常保养

保养对于延长呼吸机使用寿命、保证设备功能完好随时可用、提高抢救成功率及治疗效果均有重要意义。医学先进的国家配有专业的临床工程人员进行定期的保养，保养的内容具体如下。

1.**清洁** 清洁呼吸机主机外部污渍和内部除尘、清洁气路及散热器件、清除锈迹等。

2.**消毒** 呼吸机主机消毒、气路消毒等。

3.**机械器件保养** 检查磨损程度、添加润滑剂、调整和紧固松动移位部件、更换到期或易损部件等。

4.**整机性能检测** 易损器件检测、仪表和指示灯检测、功能和技术指标检测、传感器检测与校正、安全阀检测等。

5.**辅助设备保养** 稳压电源检查、气源检查、蓄电池检查、环境温湿度检查、设备接地检查、有无阳光直射、有无腐蚀性气体和液体等。

6.**高危部件检查** 检查高温、高气压和高电压器械是否符合使用条件、是否有老化现象、是否有异常气味和异常声音、是否绝缘等。

7.**排水** 注意及时排除空氧混合器的积水。

8.**消耗品更换** 及时更换达到使用期限的消耗品，如氧电池等各类传感器、阀片、活瓣、过滤器等。

9.**特殊保养** 按照具体机型的操作手册要求进行。

（三）呼吸机的常见故障与维修

1.**常见硬件故障** ①电源故障：打开设备的开关后，呼吸机上所有的指示灯都不亮，有的还同时发出电源故障报警声。这说明设备未通电，需要检查机器电源，带有蓄电池的说明蓄电池也可能已经失效。比较常见的是供电线路问题，如插座和机器插头接触不良，电源转接板损坏，机器的电源线断线、保险管熔断。还可能是供电电压偏低，未达到机器的工作要求范围。如果供电不稳定，就会出现时而正常，时而异常。②某部分工作异常：一般呼吸机系统由呼吸机主机、空气压缩机、湿化器等互相独立的部分组成，如果其中某一部分工作异常，只需直接检查该部分即可。呼吸机主机又可分为相对独立的三个部件：空氧混合单元、流量传感器、呼气阀。如果测量的氧浓度错误，可能是氧浓度传感器失效，应及时更换，也可能是空氧混合器故障，应予以修理或更换；如果测量的潮气量错误，则应考虑流量传感器是否正常，必要时予以更换；如果发生严重漏气时，应检查呼气阀。

2.常见非硬件故障 ①湿化器或呼吸管道温度过高：常见原因有两种，一是湿化器温度设置过高，二是湿化器内液体不足，另外，患者体温过高也可导致呼吸管道内的气体温度过高报警。②呼吸回路漏气或阻塞：大部分压力不足、流量不足的故障与漏气有关，应检查呼吸回路密闭性情况，管路是否老化漏气等；呼吸供气的加温湿化，必然会在呼吸管道内产生冷凝水积聚，如果不及时清除，当管道的位置放置不当时，极易引起回路阻塞；此外，患者排出的痰液如果不及时吸引，也会引起回路阻塞故障。

3.常见具体故障

（1）开机后各参数显示混乱或无显示，并且各按键不能调节，并有声光报警（处于死机状态）。故障原因可能是主控板故障，须更换主机板。

（2）吸呼比，呼吸频率显示混乱。故障原因可能是定时板故障，须更换定时板。

（3）潮气量偏高或偏低或不显示，并有报警提示。故障原因可能是流量传感器未安装好或损坏，或连接电缆断线，须更换和校准流量传感器或更换连接电缆。

（4）压力下限报警，或患者感觉吸不进气，或潮气量偏低并有漏气声音。故障原因可能是呼气活瓣内膜片破损，须更换呼气活瓣膜片。

（5）开机后，无气流输出。故障原因可能是气源压力过低、流量传感器损坏或未安装好、比例阀或比例阀控制器故障等，须调整、维修或更换对应部件。

（6）呼吸机有气体输出，但患者吸气不足。故障原因可能是螺纹管破损漏气、湿化器上单向阀方向装反、呼气膜片破损或未装好、湿化器水罐未装好或密封圈老化、安全阀压力太低、压力采样管未接好等，须调整、维修或更换对应部件。

（7）氧浓度输出值与初始设置值误差较大。故障原因可能是氧浓度调节钮松动、配比阀（空氧混合器或控制电路）损坏、与配比阀连接的氧气、空气输气管回流较大，须调整、维修或更换对应部件。

（8）机器工作时，调节PEEP参数设置，但PEEP值达不到要求。故障原因可能是呼气活瓣内的膜片异常（如安装时膜片没有正确安装或运输振动导致膜片移位）、气路漏气，须检查膜片状况或整个气路有无漏气，并予以处理。

需注意，当呼吸机的故障原因属于电路板问题，通过更换电路板来解决，则更换完电路板后必须进行参数检测和调整，以确定呼吸机的工作状态。

二、呼吸机质量控制

（一）影响呼吸机质量的安全因素

1.产品的固有风险

（1）生产设计存在的缺陷 医疗器械在研发过程中不同程度地存在目的单纯、考虑单一、设计与临床实际不匹配、应用定位模糊等问题，造成难以回避的设计缺陷。

（2）加工生产材料的缺陷 医疗器械部分材料的选择源自于工业，经常面临生物相容性、放射性污染、微生物污染、化学物质残留、降解等实际问题。

2.上市前研究论证的局限性 医疗器械在上市前必须做一系列的安全性评价，包括物理评价、化学评价、生物学评价和临床评价。但临床评价存在时间短、例数少、对象窄、针对性强、设计与应用容易脱节、应用定位不准确、长期效应不可知、适用人群选择偏倚等问题，许多不良事件在试验阶段无法全部发现。

3.临床应用的风险 操作不当或使用错误，造成患者抢救时机延误、交叉感染、并发症等。

4.呼吸机投入临床后性能退化、发生故障或损坏 由于呼吸机发生故障或损坏，不能按照预期的意愿达到所期望的目的。

5.医院管理漏洞 管理不严格，没有及时和定期对呼吸机进行保养维护，导致其效能降低。

6.偶然因素 雷击、事故或停电等因素，均可能导致呼吸机对患者造成伤害。

（二）建立医院全程质量保障体系

1.把好入口关，做好呼吸机采购和验收

（1）建立医院的准入标准，形成综合评价能力。

（2）完善制度，规范采购各个环节的规划、依据、论证和招标流程，接受公开监督和审计。

（3）以质量技术指标为标准进行验收，严格对采购的呼吸机进行质量检测和临床功能验证。

2.把好规范使用关，做好呼吸机临床应用

（1）国家建立从业人员培训、考核、资质认证制度。

（2）医院应建立呼吸机操作岗前培训和操作许可证制度（按机型考核授权）。

（3）医院应制定呼吸机操作规范、标准、指南或手册，纳入医疗护理操作常规。

3.把好严格保障关，做好呼吸机质量检测

（1）建立质量检测指标体系。

（2）对设备定期进行保养、维护以及功能测试验证。

（3）开展临床工程技术人员技术培训。

（4）完善呼吸机不良事件监测汇报制度。

（三）呼吸机的质量检测

呼吸机是所有医疗设备类型中临床风险最高的设备。医院开展呼吸机质量检测是保障呼吸机安全、有效运行，降低呼吸机临床风险的重要事前控制手段。检测标准依据《呼吸机校准规范》（JJF 1234–2018）。

1.质量检测环境条件

（1）环境温度：23 ± 5℃。

（2）相对湿度：≤85%。

（3）大气压力：86~106kPa。

（4）供电电源：$220 \pm 22V$，$50 \pm 1Hz$。

（5）周围无明显影响校准系统正常工作的机械振动和电磁干扰。

2.质量检测使用标准器及相关设备

（1）呼吸机测试仪 ①流量范围0.5~180L/min，最大允许误差 ±3%。②潮气量0~2000ml，最大允许误差 ±3%或者 ±10ml。③呼吸频率1~80次/分，最大允许误差 ±3%。④压力范围0~10kPa，最大允许误差 ±0.1kPa。⑤氧浓度21%~100%，最大允许误差 ±2%（体积分数）。

（2）模拟肺 ①模拟肺容量0~300ml和0~1000ml，可根据需要选择。②肺顺应性50ml/kPa、100ml/kPa、200ml/kPa和500ml/kPa，可根据需要选择。③气道阻力0.5kPa/（L·s⁻¹）、2kPa/（L·s⁻¹）和5kPa/（L·s⁻¹），可根据需要进行选择。

（3）校准介质 呼吸机校准用医用氧气和医用压缩空气应符合《医用及航空呼吸用氧》（GB/

T 8982–2009）和《中华人民共和国药典》（2020年版）中规定的要求。

3.质量检测校准项目与方法

（1）呼吸机外观及功能性检查　①设备结构完整，无影响正常工作和妨碍读数的缺陷和机械损伤。②设备的电源开关应安装可靠，通断状态明显，控制按钮标识清晰，接触良好，易于操控。③设备具有仪器名称、生产厂家、型号、出厂日期及编号等标识。④设备开机能正常工作。

（2）气路连接　按照操作说明，使用Y型阀和呼吸机标准接管，将呼吸机与测试仪、模拟肺进行连接。

（3）开机预热　接通呼吸机气源，待氧气和空气压力达到工作标准后，打开呼吸机主机电源，打开呼吸机测试仪电源，经过一定时间的预热（一般需要10分钟以上）。

（4）呼吸机参数检测　主要检测校准潮气量、分钟通气量、呼吸频率、氧浓度、吸气压力和PEEP等性能参数。

4.质量检测结果与处理

（1）填写登记检测记录与校准证书。

（2）对于检测合格的呼吸机，粘贴合格标签，界定重检时间。

（3）对于检测不合格的呼吸机立即停用，并进行检修。经过维修，机器性能仍然达不到使用安全要求、出厂标准或校准规范的呼吸机，必须停用和报废。

📖 **拓展阅读**

家用呼吸机

随着越来越多的功能完备、同步性能良好、价格适宜且携带方便的家庭无创呼吸机的出现，呼吸疾病患者可以在家中接受机械通气治疗，既减轻了医院压力，又节省了家庭支出。

便携式家用呼吸机通过精密的元器件，稳定可靠的气流量、气压测量电路，静音风机，人性化的通气策略和模拟电路电磁阀的控制电路，以及各类报警措施和简捷的人机界面等，保证了较强的安全性、可靠性、经济性和舒适性，并且具备操控简单的特性，可用于家庭环境，也可用于医疗机构，无需持续的专业监控，通常可在受过不同程度培训的非医护人员监控下使用。

家用呼吸机在使用时，一定要做好消毒，最好每天清洗一次面罩，每三天清洗一次过滤片和管道。在使用过程中要重点注意以下事项。

（1）不耐受　初次使用呼吸机，患者可能会感觉不适。护理人员应做好指导，调整面罩、调整参数、给予心理护理，达到人机同步后，患者不适感会有所减轻或消失。

（2）口咽干燥　使用过程中，患者可能会出现口咽干燥状况。应调整面罩，减少漏气，多饮水，使用加温湿化器，可有效消除以上不适。

（3）面部压伤　在受压部位（如鼻梁、鼻翼处）使用Q形皮肤保护膜。

（4）胃肠胀气　尽量用鼻腔呼吸，少说话，必要时服用促进胃动力的药物（如多潘立酮片）。

（5）口部漏气　若使用的是鼻面罩，使用呼吸机时应尽量闭合口部，口部的漏气会降低疗效。必要时使用口鼻面罩或使用下颌带，及时调整面罩的松紧度。

（6）排痰障碍　当患者出现排痰障碍时，家属应定时给患者翻身、拍背，鼓励多饮水，指导患者有效咳嗽排痰，必要时进行雾化吸入，有条件的家庭可以给予吸痰。

岗位对接

本章是医疗器械类专业学生必须掌握的内容，从事呼吸机临床工程师相关岗位的从业人员均需掌握机械通气相关设备的维护与管理、设备的质量控制，熟知院内呼吸疾病控制等内容，要关心和收集呼吸机疾病相关医疗设备发展动态的信息，为成为合格的呼吸机维护工程师奠定坚实的基础。

本章小结

		机械通气发展简史
	概述	呼吸机基本知识
		呼吸机基本结构
		呼吸机基本操作
呼吸机	呼吸机结构及性能	呼吸机主要性能参数
		呼吸机控制方式
		呼吸机通气方式
	呼吸机的维护、保养与质量控制	呼吸机维护与保养
		呼吸机质量控制

实训一　初识呼吸机

【实训目的】

1.掌握呼吸机用户界面组成及相关符号定义。

2.熟悉实训室呼吸机品牌、型号信息；呼吸机设计用途、使用人员、使用环境；呼吸机设备组件。

【工具准备】

电源、气源、呼吸机、呼吸回路。

【操作步骤】

1.呼吸机外观初识　观察设备外观，注意仪器名称、生产厂家、型号、出厂日期及编号等标识信息，上网搜索相关设备及厂家信息。

2.阅读呼吸机使用说明书（用户手册）　熟悉对应型号呼吸机设备用途、使用人员要求、使用环境要求、使用注意事项等重要信息。

3.熟悉呼吸机组件构成　正确识别呼吸机组成部件和位置：空气和氧气供应接口、电源电缆、用户界面、患者装置、呼气入口、吸气出口、过滤器（病毒/滤菌器）、患者系统、紧急进气口等。

4.熟悉呼吸机用户界面　包括有效触摸键的屏幕、固定键、旋转钮。

5.掌握用户界面和患者装置符号及其说明　阅读产品说明书（用户手册）。

【实训提示】

在进行本次实训时，首先注意观察设备外观，找出对应厂家和型号，借助网络查询对应设备相关信息，全面了解设备功能特点。其次，认真阅读说明书，并近距离与实物比对，熟悉对应机型结构、各部分名称用途、设计特点等。

【实训总结】

实训结束后，总结指导教师在布置任务时的重点要点，回顾自己在实训过程中的收获。

实训二　呼吸机的基本操作

【实训目的】

1.掌握呼吸机的开机、关机等基本操作。

2.熟悉呼吸机用户界面及各个按钮、开关的作用；呼吸机参数设置范围；呼吸机参数设置方法；呼吸回路的拆装方法。

【工具准备】

电源、气源、呼吸机、呼吸回路。

【操作步骤】

1.呼吸机开机

（1）开机前外观及电源、气源连接检查。

（2）打开电源开关，进入开机状态。

（3）执行呼吸机使用前检查。

（4）输入患者数据（以自己情况为例，包括身高体重）。

（5）选择通气类型。

（6）设置通气模式。

（7）设置通气参数和报警参数。

（8）检查报警设置且必要时进行调整。

（9）连接呼吸回路，并与湿化器、模拟肺和呼吸机正确连接，打开湿化器电源开关。

2.呼吸机通气

（1）打开启动开关，启用"启动通气"模式。

（2）观察模拟肺工作状态，判断呼吸机通气是否正常。

（3）动态调整通气参数、报警上限值和下限值，如4个直接参数的调整、其他通气参数的设置（附加设置）操作、报警信息的查看、用户界面的区域分布及显示功能等，并结合模拟肺变化，加强理解与掌握。

3.呼吸机关机

（1）将呼吸回路从患者身上撤除。

（2）关闭启动开关，退出"启用通气"模式，进入"备用（待机）"状态。

（3）关闭湿化器电源开关。

（4）关闭呼吸机电源开关。

（5）关闭气源连接。

4.呼吸机清洁　使用干净抹布对机身、面板进行擦拭，并用浸润75%乙醇的纱布对吸气口、呼气口、呼吸回路等关键部位进行擦拭和消毒。

【实训提示】

1.为保证呼吸回路洁净无菌，操作时应对手部消毒或戴无菌手套。开机前一定要仔细检查电缆、插头、插座及输气管路等是否满足电气安全要求，连接方式是否正确，然后方可打开呼吸机电源。

2.操作过程中，注意操作流程和顺序，操作过程中如有疑问或出现问题，应及时向指导老师询问。结合参数设置注意观察用户界面屏幕显示信息、数据和图形，通气状态下注意观察模拟肺变化，结合产品说明书，进一步加强对呼吸机结构、功能、参数作用等的理解和掌握。

【实训总结】

实训结束后，认真总结自己在操作过程中理论和实践方面的收获。

实训三　呼吸机拆装与基本维护

【实训目的】

1.掌握呼吸机常见故障排除及日常维护方法。

2.熟悉呼吸机的拆装过程和常用工具的使用；呼吸机内部部件结构组成。

【工具准备】

电源、气源、呼吸机、呼吸回路、常用维修工具。

【操作步骤】

1.拆机

（1）拆看患者装置主机箱。

（2）拆看电路板。

（3）拆看电池。

（4）拆看呼气装置。

（5）拆看患者管路。

（6）拆看空氧混合装置。

2.装机

（1）安装空氧混合装置。

（2）安装患者管路。

（3）安装呼气装置。

（4）安装电池。

（5）安装电路板。

（6）安装患者装置主机箱。

3.开机调试　参照实训二操作步骤1的有关操作。

4.故障处理案例

（1）氧浓度报警异常　更换氧电池。

（2）压力报警异常　检查呼吸回路漏气。

（3）内部电池异常报警　更换锂电池组。

5.关机，清洁与整理　参照实训二操作步骤4的有关操作。

【实训提示】

实训中尤其是拆装过程中严禁带电操作，应正确使用专用工具，注意正确和小心细致地插拔内部构件，防止部件误损坏。注意拆卸顺序，并将拆卸下来的部件有序摆放，方便后期安装。安装时注意各部件对接的准确性，严禁使用蛮力操作。操作过程中如有疑问或出现问题，应及时向指导老师寻求帮助。

【实训总结】

实训结束后，认真总结自己在操作过程中理论和实践方面的收获。

习题

一、单项选择题

1. 上呼吸道不包括（　　）

    A.鼻腔   B.咽   C.喉   D.气管

2. 正常成人的潮气量一般为（　　）

    A.100~200ml   B.300~400ml   C.400~500ml   D.700~800ml

3. 空氧混合器的作用是（　　）

    A.使空气和氧气充分混合   B.使空气和氧气产生化学反应

    C.储存气体   D.冷却气体

4. 呼吸机主机面板一般包括（　　）个区域

    A.2   B.3   C.4   D.5

5. 肺的有效通气量是指（　　）

    A.肺活量   B.每分肺泡通气量

    C.时间肺活量   D.肺通气量

6. 危重患者呼吸衰竭的常见病理生理学基础是（　　）

    A.无效腔增加   B.通气不足

    C.弥散障碍   D.动静脉分流

7. 呼吸机临床使用时各项参数的确定和调整依据（　　）进行

    A.环境温度   B.供气压力   C.氧浓度   D.患者情况

8. 下列哪项不是机械通气的适应证（　　）

    A.急、慢性呼吸衰竭   B.呼吸肌无力

    C.外科手术后   D.大咯血

9. 不属于机械通气作用的是（　　）

    A.控制和调节呼吸   B.替代心肺复苏术

    C.改善通气换气功能   D.减低呼吸做功

10. 在压力支持模式下患者不控制（　　）

    A.呼吸频率   B.潮气量

    C.呼气方式   D.吸气压

11. 下列通气方式中（　　）是由机器来启动通气

    A.指令（控制）通气   B.辅助通气   C.支持通气   D.自主通气

12. 下列通气方式中（　　）是由患者来限制通气期间吸气流速

    A.指令（控制）通气   B.辅助通气   C.支持通气   D.自主通气

13. 下列通气模式术语控制呼吸的模式是（　　）

    A.SCV   B.SIMV   C.PSV   D.PCV

14. 下列关于湿化器说法错误的是（　　）

    A.是唯一不需要增加额外呼吸功的湿化器类型

    B.一般温度设置在32~35℃

C.成人每日湿化量约500ml

D.机械通气时只能短期应用

15.下列哪项不属于机械通气中吸气向呼气切换的常用方式（　　）

　　A.压力切换　　　　　　　　　　　B.容量切换

　　C.人工切换　　　　　　　　　　　D.流速切换

16.下列哪项不是低容量报警原因（　　）

　　A.患者气管内导管与呼吸机脱开　　　B.患者呼吸回路有部分漏气

　　C.患者主诉憋气　　　　　　　　　　D.供气中心压力不足

17.下列哪项不是呼吸机常见报警功能（　　）

　　A.电源报警　　　　　　　　　　　B.气源报警

　　C.漏气报警　　　　　　　　　　　D.压力报警

18.下列哪项不是呼吸机输出参数报警（　　）

　　A.时间报警　　　　　　　　　　　B.气源报警

　　C.流量报警　　　　　　　　　　　D.压力报警

19.如出现压缩机停止工作，声响报警启动或压缩机虽然工作，但压力表指针为0，其原因说法不正确的是（　　）

　　A.与电源故障无关

　　B.压缩机由于长时间工作，启动过热保护，压缩机保险丝烧断

　　C.压缩机长期使用，导致动力不足

　　D.压缩机出气口与管道未连接好

20.经过维修，机器性能仍达不到使用安全要求、出厂标准或校准规范的呼吸机，必须（　　）

　　A.继续维修　　　　B.送厂返修　　　　C.凑合使用　　　　D.停用和报废

二、简答题

1.在呼吸机中呼吸回路一般包括哪些装置？

2.呼吸机的基本结构由哪些部分组成？

3.请简述呼吸机工作原理。

第四章　麻醉机

💬 案例讨论

　　案例　一名患者在手术期间，工作人员突然听到麻醉机报警，护士前来观察监视屏，屏幕上方显示漏气报警。

　　讨论　什么原因导致麻醉机报警器报警？如何解决此故障？通过学习麻醉机结构及工作原理，详细分析故障产生原因，合理利用工具对故障维修。

PPT

第一节　概　述

一、麻醉机发展简史

　　麻醉（anesthesia）一词源于希腊语"an"及"aesthesis"，表示"感觉、知觉丧失"。在世界医学史上，最早使用麻醉药物进行手术的，是我国汉代著名医学家华佗。据《后汉书》记载，华佗曾用自创的"麻沸散"，为患者实施腹部手术："若疾发结于内，针药所不能及者，乃令先以酒服麻沸散，既醉无所觉，因刳（音kū，剖开）破腹背，抽割积聚。若在肠胃，则断截湔洗，除去疾秽。既而缝合，傅以神膏，四五日创愈，一月之间皆平复。"

　　1842年美国乡村医生Long使用乙醚吸入麻醉为患者行颈部肿瘤手术并获得成功，这标志着麻醉药第一次真正用于临床实践。1844年Wells为自己拔牙时吸入氧化亚氮获得成功。1846年10月16日，莫顿与著名外科医生约翰·C·沃伦博士（John Collins Warren，1778~1856年）在一例切除先天性下颌肿瘤的手术中共同进行了一次麻醉法的公开演示。手术获得巨大成功，这是人类麻醉史上值得纪念的一天。

　　氧气的提纯及高压（压缩）气体的储存技术是现代吸入麻醉技术发展的里程碑，1847年11月，Vonliebig，Guthrie和Sanbeiren发现了氯仿的麻醉作用；1901年，德国人Johann–Heinrichger

及他的儿子制成世界上第一台简单的麻醉机；同年，Draeger发明了使用氧气和氯仿（麻醉剂）的麻醉设备。1902年，出现了第一个用于氧—氯仿麻醉的氯仿滴注器Reich，它通过调节刻度盘来控制氯仿的每分钟滴数以达到控制麻醉药输送量的目的，第一次确立了"定量麻醉"的概念，为现代挥发罐的发展奠定了基础。1911年出现了世界上第一台具有机械通气功能的麻醉机，它的问世使医生可以从单调乏力的劳动中解脱出来，有更多时间关注患者。1912年，正压机械通气麻醉机Pulmotor，使用氯仿和太空醚（ether）作为麻醉剂。1934年诞生了全球第一个麻醉挥发罐——Ether，但此时的机械通气功能在准确度和使用的简便方面还有不足。1946年研发出了Model "D"麻醉机，它配有控制面板，用以控制所有功能部件，极大提高了麻醉机操作的便捷程度。20世纪50年代出现的机架、抽屉、写字台等辅助设施更方便了麻醉师的使用，频率计数、血压测量装置首次集成于麻醉机，呼吸机采用自动工作模式，可连续为患者通气，吸（呼）气阀也有了较大改善，压力释放阀的调节范围更大，使麻醉机的安全性、可靠性显著提高。1952年发布了全球第一台自动控制容量的呼吸机——Pulmomat；在1959年生产出第一台电动压缩机驱动的呼吸机——Spiromat 5000，实现了对潮气量、呼吸频率以及吸呼比的准确自动控制，初步完成了麻醉呼吸机的自动化，大大提高了医生的工作效率和患者的安全性。氟烷出现后，乙醚退出了历史舞台，1960年研发出了高精度的氟烷挥发罐——Vapor，并用于麻醉机。它必须经多步的人为操作且很复杂，但Vapor是真正意义上高精度的（温度代偿）挥发性麻醉药挥发罐。为了进一步保证恒定地输出麻醉药浓度，便于使用，人们在挥发罐的设计、制作材料以及标定方面进行持续研究和改进，使之逐渐具有完善的温度补偿、压力补偿和流量控制等装置，在操作上也只需简单地通过调节刻度手轮就能准确地设置麻醉药输出浓度。这使麻醉药在临床上的应用更加精确且方便。针对一些特殊的麻醉药的特点，如地氟醚，还专门开发出了带加热功能的挥发罐。

1988年，华盛顿世界麻醉大会上发布了全球第一台麻醉工作站——Cicero。它第一次提出了"综合性操作"的概念，第一次具有了自动自检的功能，第一次使用了可拆卸的集成呼吸回路系统，第一次整合了血流动力学监测系统。至此麻醉机进入了"麻醉工作站"时代，麻醉机的发展也达到了一个新的顶峰。

拓展阅读

国内外麻醉机及麻醉工作站介绍

（1）国内外麻醉机　目前市场上的麻醉机生产厂家，国外主要有德国德尔格、美国GE-欧美达、英国百斯、法国康强等；国内主要有北京谊安、深圳迈瑞、广东宝莱特等。进口麻醉机一直以来都有价高质优的标签，或是高精尖的代表，但配件更换价高费力。近年上市的国产麻醉机的配置、材质、外观、做工、售后等各方面都有了很大的进步，配置上与进口麻醉机相差不大，临床使用更加方便，且一次性耗材供货充分，配件便宜，售后服务快速方便，大受基层医院和民营医院欢迎。

（2）麻醉工作站　是一个将麻醉机的气体输送、麻醉监护以及信息记录和存储管理等多项功能整合于一个平台上的一体化麻醉系统。此系统模块式的设计，具有不断升级的能力，为未来留有广阔的发展空间，是现代麻醉机技术的发展方向。

麻醉工作站的新颖之处在于它的信息管理系统，运用计算机大容量的存储功能，记录麻醉过程中所有的参数变化和信息，并可任意编辑数据，生成相应的分析报告，同时具有开放式的结构和强大的网络功能。可在麻醉工作站和服务器之间进行联网，达到手术室之间、手术室和术后恢复室之间的信息联网，并能整体嵌入医院的信息管理系统，实现信息资源共享。此外，还可以与诊断电脑连接，实现现场或远程故障分析和诊断，快速有效地保证机器良好运行；智能化的维修菜单可以记录所有出错事件和故障代码；呼吸机、蒸发器或混合气体的自诊断信息等可以被调出进行远程维修。

麻醉工作站使实施理想中的低成本、高效率、高安全性的吸入麻醉成为可能，也使麻醉师的工作变得更加轻松和有效。

二、麻醉机基本知识

（一）麻醉机的分类

随着现代科学技术水平的不断提高，为增强现代麻醉机的使用精确性，结合麻醉机当前使用的情况，各厂家按患者需求和设备要求对麻醉机进行了不同形式的分类，具体如下。

1.按照功能结构分类

（1）全能型麻醉机　功能较为全面，结构较为复杂，闭环控制性能较强，有完备的生命体征监测、信息数据反馈和自动记录存储等功能。

（2）普及型麻醉机　功能满足基础麻醉要求，使用操作较为简易。

（3）简易型麻醉机　具备麻醉机的基本功能，结构较简单、功能较单一，但其具备轻便、易携带等优点，使用场地与范围得到有效提升。

2.按照流量高低分类　主要以氧化亚氮（N_2O）输出量大小进行区分。

（1）高流量型麻醉机　是指 N_2O 输出量大于0.5L/min的麻醉设备，适用于持续麻醉时间较长、N_2O 输出量较大的情况。

（2）低流量型麻醉机　是指 N_2O 输出量小于0.2L/min的麻醉设备，能有效节约麻醉药和提升使用率，但使用过程中应防止流量过低导致的缺氧。

3.按照使用对象分类

（1）成人型麻醉机　是适合成年人使用的麻醉机。

（2）幼儿型麻醉机　是适合婴幼儿使用的麻醉机。

（3）成人幼儿通用型麻醉机　是附带小儿呼吸机的成人麻醉机，可以根据实际情况进行选择。

（二）麻醉机的工作原理

麻醉机通过机械回路将麻醉药送入患者肺泡，形成麻醉药气体分压，弥散到血液后，通过血液传送到体内各器官，并对中枢神经系统直接产生抑制作用，从而产生全身麻醉的效果。麻醉机属于半开放式麻醉装置，工作流程主要为：气源经过流量计进入挥发罐，与挥发罐内气体混合产生新鲜的麻醉气体，麻醉气体通过呼吸机输送给患者，患者呼出的废气经过 CO_2 吸收罐再回到呼吸机，通过呼吸机排出（图4-1）。整个麻醉过程中，麻醉机利用呼吸管道、阀门、呼吸器、气体流量和压力监测等部件来控制患者吸入气体的浓度、流量和压力，并根据患者的实际情况控制麻醉过程，以实现对患者全身麻醉，并通过一些辅助装置保证患者安全、使麻醉机装置正常工作。

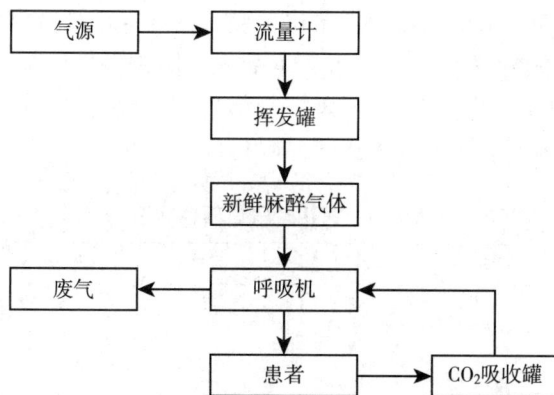

图4-1　麻醉机工作流程

三、麻醉机临床应用

麻醉机作为手术麻醉必不可少的医疗仪器被广泛使用，主要功能是使手术患者吸入适量麻醉混合气体，同时提供一定比例的氧气保证正常的呼吸。在实施全身麻醉的过程中，维持和监护术中患者的生命体征，保证手术过程安全、可靠。优良的麻醉机可以减少药物引起的副作用和装置故障造成的意外事故，并通过监测患者的呼吸和生理状态来及时发现意外。

第二节　麻醉机结构

麻醉机主要由供气系统、流量计、通气系统、通气机、蒸发器、麻醉残气清除装置、呼吸功能监测装置等结构组成。

一、麻醉机供气系统

（一）气源

麻醉机上配有 N_2O 和 O_2 及压缩空气输入口。麻醉用气常以压缩气体或液态的方式贮存。通常气源部分采用单一气源供应或中心供气两种模式。临床上以床边供氧系统较为常见，手术室、麻醉科中部分集中供气系统包含了 N_2O 和 O_2 的集中供应。

麻醉机工作时需要大量的氧气，通常是从医院的中央供气系统或氧气钢瓶中获得。从钢瓶输入回路的每种气体，都要通过过滤器、单向通气阀和调节器。通过调节器的调节，压力可降到麻醉机合适的工作压力。麻醉机的合适工作压力为3~6kPa。中央供气系统不需要调节器，因为气体已经降到4kPa左右。大多数麻醉机具有氧源故障报警系统，如果氧气压力低于2.8kPa，机器会减少或切断其他气体的流量，并启动报警器。

（二）贮气筒

贮气筒又称气瓶，是用于储存高压或液态气体的密闭性容器。当前贮气筒的材料以钢制为主，具有较高的抗压能力。在制作气瓶时，应考虑所盛装的气体，结合实际的物理性能和化学因素，选择合适的钢制气瓶。安全起见，氧气瓶承受的压力不得超过24.32MPa。不同密度的气体禁止混装。

贮气筒上配备阀门和保护帽，贮气筒根据使用环境及要求有不同型号，一般容积配备 $1\sim9m^3$

PPT

微课

等多种型号以便使用者选择。由于贮气筒属于特种设备，规定在筒肩部刻印识别标志，标志包含管理机构代号、气体名称及化学符号、自重、承受压力限制、生产日期、复检日期和工厂信息等，使用前确保核实肩部刻印信息，防止出现安全事故。为增强使用安全性，贮气筒将筒身漆成不同颜色，以便于区分，各国常见漆色统计见表4-1。

表4-1 医用贮气筒颜色标识

	ISO	英国	美国	荷兰	瑞士	中国	日本
Air	黑/白	黑/白	黄	蓝/绿	棕	黑	灰
CO_2	灰	灰	灰	灰	黑	铝白	绿
C_3H_6	橘红	橘红	橘红	橘红	灰	棕	灰
C_2H_4	紫	紫	红	浅红	红/灰	棕	灰
He	棕	棕	棕	棕	黄/灰	银灰	灰
N_2O	蓝	蓝	蓝	蓝/灰	绿/灰	银灰	灰
N_2	黑	黑	黑	黄	绿	黑	灰
O_2	白	白	绿	蓝	蓝	浅蓝	黑绿

贮气筒的输出端装配气筒阀门，用于气体的灌装与输出。常见的阀门为隔膜阀和顶压阀。隔膜阀为全开全闭阀，直接输出时需连接减压阀，减压后再传送至所需的接口，适用于高压贮气筒；顶压阀可通过自身调节调整输出气体的气流大小，但其抗压能力较低，一般用于低压贮气筒。

贮气筒存储的是高压或液态压缩气体，使用过程中具有危险性，或可导致爆炸，应严格按照相关规定进行使用，防止出现安全事故。

（三）轴针安全指示系统

为防止气体接入导致气体接入口选择出错而引发安全事故，在麻醉机气体接口设置了轴针安全指示系统。轴针安全指示系统采用轭型阀，在麻醉机与气源接口处需要轴针与轴孔进行完全对位配合才能正常互相连接。根据连接气体不同，设置不同位置的轴针孔，轴针孔的位置分布顺序为①②③⑦④⑤⑥，见图4-2A；按国际标准，轴针孔的具体连接方式见图4-2B。

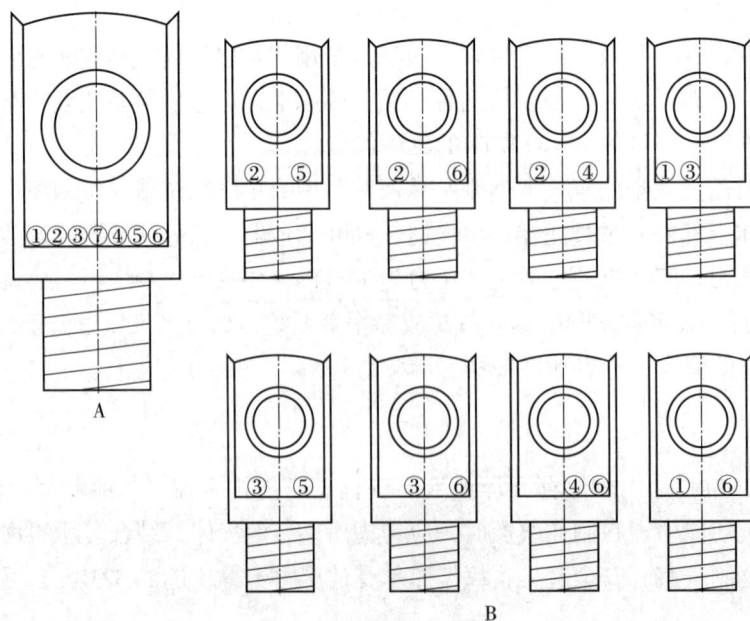

图4-2 轴针安全指示系统连接示意

根据图4-2B所示的轴针孔位置，可确定输入气体的类型，见表4-2。

表4-2　轴针孔位置对应的气体类型

气体类型	轴针号码
O_2	②⑤
N_2O	③⑤
C_3H_6	③⑥
O_2+CO_2（$CO_2<7.5\%$）	②⑥
O_2+CO_2（$CO_2>7.5\%$）	①⑥
O_2+He（$He>80.5\%$）	④⑥
O_2+He（$He<80.5\%$）	②④
Air	①⑤
N_2	①④
N_2O+O_2（$N_2O\ 47.5\%\sim52.5\%$）	⑦

（四）中心供气系统

目前大型综合医院一般设有集中供气中心，根据医院自身需求，可设置单一气体集中供应（一般为O_2）或多类别气体供应中心（含O_2和N_2O及压缩空气等）。中心供气系统包含气体分离室和集体存储中心，气体分离室分离空气得到O_2和N_2。中心供气系统将气体通过管道传输至手术室、治疗室和病房等。常见的是床边供氧装置，包括床边供氧、供气接口、吸引接口（图4-3）。

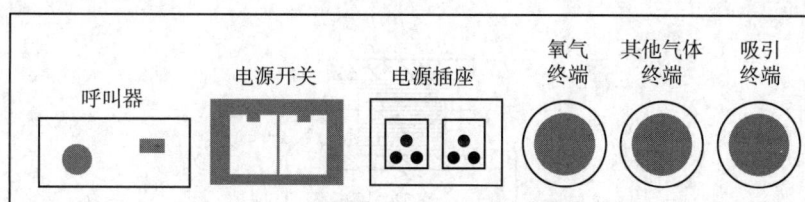

图4-3　床边供气接口示意

中心供气系统由气源、控制装置、报警装置、输送管道和用气接口组成，当前的中心供气装置可提供O_2或N_2O（图4-4）。为确保使用安全，在供气管道中常附加安全报警装置：在供气管道间安装气道压力上下限报警装置，当供气管道压力发生变化时，报警装置将发出声、光报警信号；在压力调节器与管道间安装控制阀，以防止管道及各类阀门漏气。

1.O_2中心供气系统　气源提供方式分为医用制氧设备（空气分离法制氧）、液氧储存罐和汇流排三种方式。供氧在医院中非常重要，可采取单一氧源提供和混合两种气源提供方式，并将气源供应分为两组，一组供正常使用，另一组备用。

2.N_2O中心供气系统　气源一般由压缩气体或加热溶水后析出的N_2O晶体制得，一般在供气站中与供氧系统一致，分为两组，一组供正常使用，另一组备用。N_2O属于无色气体，但有一定的毒性，在较高温度下可发生爆炸，故对存储条件和运输布局都有较高要求。

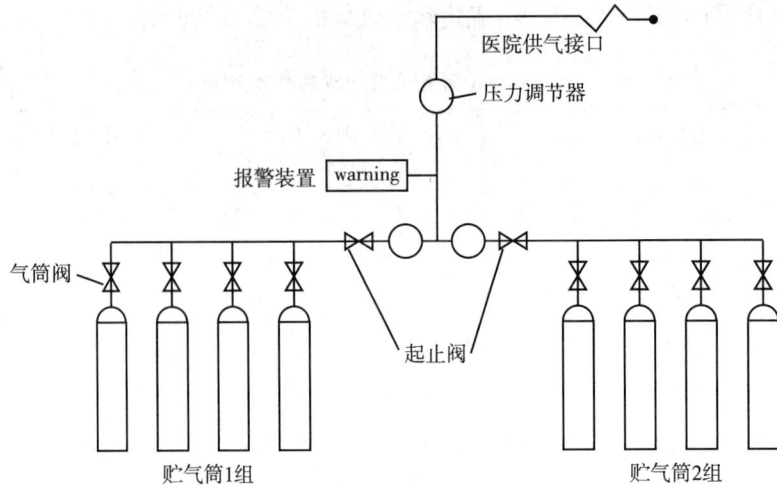

图4-4　常见O_2和N_2O中心供气系统

（五）压力调节器和压力表

1.压力调节器　又称压力控制阀（减压阀）。贮气筒输送的气体压力高，并受到自身容积和环境的影响，而麻醉机在使用过程中需要低而平稳的气流，因此使用压力调节器的目的是为麻醉机提供低而稳定的气流，以保证安全。

减压阀的主要作用是将气源压力降低，根据其结构类型可分为弹簧薄膜式、薄膜式、活塞式、杠杆式和波纹式。以弹簧薄膜式为例，其主要结构如图4-5所示。

高压气体通过气源入口进入密闭室1中，用气体压力推动弹簧S_1，部分气体逸入密闭室2中，通过管道输送至气源出口。密闭室2中利用隔膜和弹簧S_2，起架隔离室，如果密闭室2中压力过大，气体推动密闭室2和隔离室之间的隔膜，将多余气体排出，防止输出气流压力过大，发生危险。

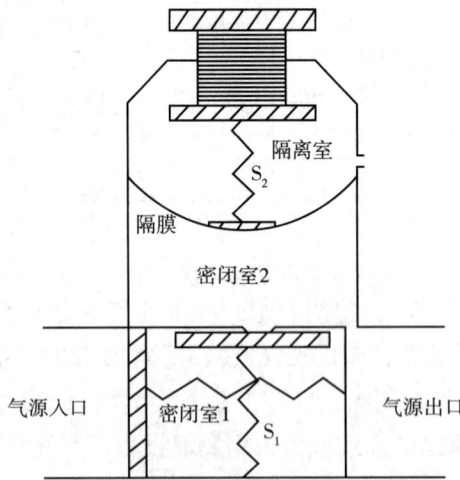

图4-5　弹簧薄膜式压力调节器主要结构

2.压力表　是用于指示气流压力大小的计量仪器，严格遵照《中华人民共和国国家计量法》进行有效计量，是在麻醉机管路连接中常见的仪器。压力表一般连接在气筒输出阀口与减压阀之间。常用指针类压力表有波纹管型、膜盒型和波顿管型三类，目前某些高端产品已经开始使用数字压力表，利用数码显示的方式显示压力监测值。

（1）指针类压力表工作原理　采用敏感的压力元件以形变的形式通过指针表达压力的大小。其中波纹管压力表由柔韧性强、可膨胀收缩的金属制成。当气体流经金属时引起形变，带动指针偏转，从而反映其压力值。适用于低压管路，一般不大于13MPa；膜盒压力表采用两块敏感元件连接在一起，气流通过时，膜片产生形变，利用形变大小来控制指针位置，实现压力显示，此类型压力表适用于测量微弱气压和进行过压保护。波顿管型压力表分为C形管、盘簧管和螺旋管等类型，它的结构如图4-6所示，利用空心的波顿管，一端连接至待测气体，一端通过连杆连接到齿轮，齿轮与指针相连接，当待测气流通过时，管壁受压使波顿管产生相对运动，带动连杆使齿轮转动，指针随齿轮运动而运动，实现压力指示。

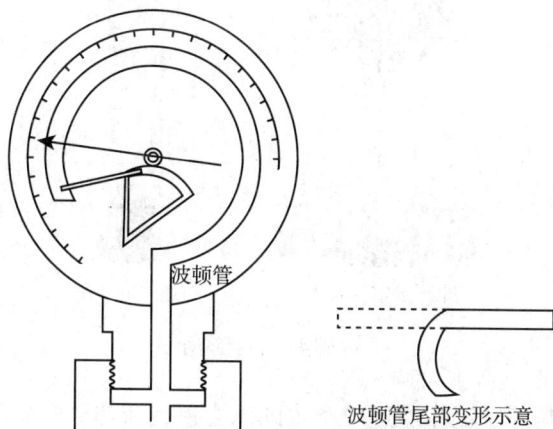

波顿管

波顿管尾部变形示意

图4-6　波顿管型压力表

（2）数字类压力表工作原理　将待测气体与感压膜片相连接，利用传感器将感压膜片上的电信号进行放大，经V/A转换后，送入中心处理器进行处理，以数字的形式显示在屏幕上，供使用者阅读。数字压力表具有精度高、稳定性高、误差小和美观精致的优点，一般适用于无爆炸危险、不结晶和无腐蚀性的气体，在麻醉机中可用于压缩空气源中，但其成本相对指针类压力表而言较高，故当前多用于气道压力测量上，由主控屏显示。

（六）APL安全阀和快速供氧阀开关

1.APL安全阀（adjustable pressure-limiting valve）　又称溢气阀或减压阀，在回路中起到保护患者的作用，防止气道压力过大导致患者损伤。APL安全阀在使用过程中必须满足以下两个要求。

（1）机控状态下APL安全阀的压力范围不影响机械通气。

（2）手动控制下，快速供氧开关开启，使手动皮囊处于充盈状态，分别设定APL安全阀压力值为30cmH$_2$O、50cmH$_2$O和70cmH$_2$O，挤压手动皮囊，使压力超过APL安全阀的预定值，观察APL安全阀是否自动进行压力释放。

2.快速供氧阀开关　是在麻醉回路缺氧状态下迅速提供氧气的控制装置，能有效防止麻醉回路中缺氧导致的患者窒息。快速供氧阀开关在使用时应注意以下事项。

（1）快速供氧阀开关应标明"快速供氧""O$_2$快速"和"O$_2$加"。

（2）快速供氧只有一个关闭状态。

（3）快速供氧阀开关使用应当简便快捷，且安放在麻醉机易操作处，并能实现自行关闭。

（4）共同气体出口处连接呼吸机测试仪，启动快速供氧阀开关，呼吸机测试仪的显示值范围应在25~75L/min。

二、流量计

流量计（流量指示器）是用来测量流动气体流量大小的仪器，可精确控制气源减压后的气体流量。通过管道按一定流量向患者供给气体，以保护患者肺的安全，是麻醉机结构中的重要部件之一。流量计分为电子数字流量计和机械式流量计（图4-7），机械式流量计根据通过气体可否调节，分为进气口可变型和固定型流量计两种。

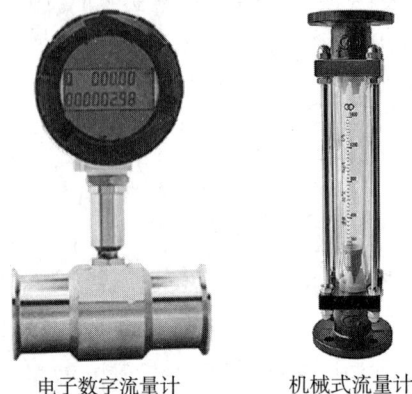

电子数字流量计   机械式流量计

图4-7　流量计

1.电子数字流量计　是基于流体通过时产生的压力差或流体通过磁场切割磁感应线的法拉第电磁感应（效应）产生电信号而设计出来的电子计数产品。通过信号获取并将数据传至信息加工部分，然后经信息记录部分传至数据显示部分显示在显示屏上。

2.进气口可变型流量计　一般分为转子式流量计（mago）、浮杆式流量计（heid brink）和滑球式流量计（connel）三类，其中转子式流量计使用较为广泛。麻醉机的呼吸过程是双向过程，为防止气体反流影响流量计的真实数值，常见的流量计中设定了压力代偿装置，安装压力代偿装置的流量计称为压力代偿型流量计。

（1）转子式流量计　由一根逐渐变细的玻璃管制成（thorpe管），管内放置一个轻质浮子，当有气流通过时，浮子随气流而上升，通过读取浮子所在玻璃管位置的刻度，识别相应的流量大小，如图4-8所示，浮子所在的位置越高，通过管内的气体流量越大。

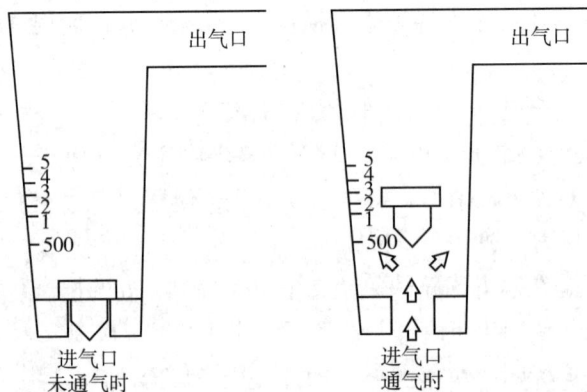

图4-8　转子式流量计未通气与通气情况

（2）浮杆式流量计　在进气口处设置一根轻质材料的浮杆，一端置于进气口处，另一端放置在有刻度的腔室中，通过识别腔室中浮杆的位置读取流量大小。如图4-9所示，气体从进气口进入时推动连杆，使连杆上浮，随着进气口流量的增大，浮杆被推至不同高度。一般来说，浮杆高度越高，气体流量越大。

（3）滑球式流量计　将两个空心金属小球置于带有刻度的玻璃管中，如图4-10所示，气流通过玻璃管带动空心金属小球上浮，识别两个金属小球所在水平高度的刻度，读取气流的流量大小。

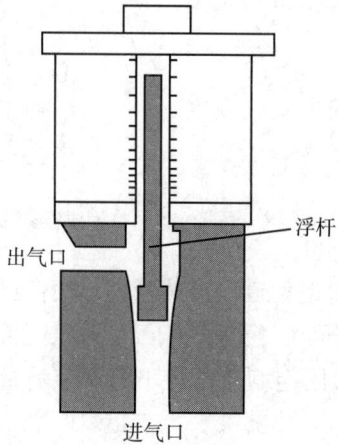

图4-9　浮杆式流量计

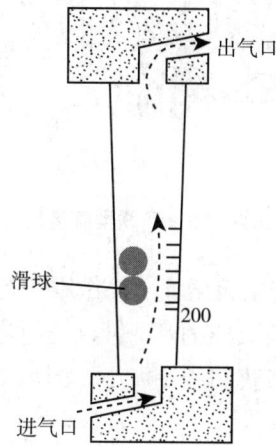

图4-10　滑球式流量计

（4）压力代偿型流量计　利用针型阀将进气口的位置移至出气口处，以防止气体反流，具体结构如图4-11所示。为增强流量计的测量范围，设计了宽范围的强化流量计，可使用在不同流量要求的设备中。

常见的宽范围流量计有以下几种。①并立型流量计：设置高低流量两个接口自由切换，量程为10~1000ml/min和1~15L/min两种（图4-12）。②串联型流量计：将两个普通流量计进行串联，两个流量计中的浮子（或滑球、连杆）质量不同，质量轻的浮子用于测量低流量气流，质量重的浮子用于测量高流量气流（图4-13）。③单管双锥度流量计：通过刻度管的粗细（底部较细、顶部较粗）来改变量程，根据改变气流通过的刻度管的横截面大小，影响气流对浮子的浮力，从而达到测量的效果。一般底部较细的部分用于测量低流量气体，中部和顶部较粗部分用于测量高流量气体（图4-14）。

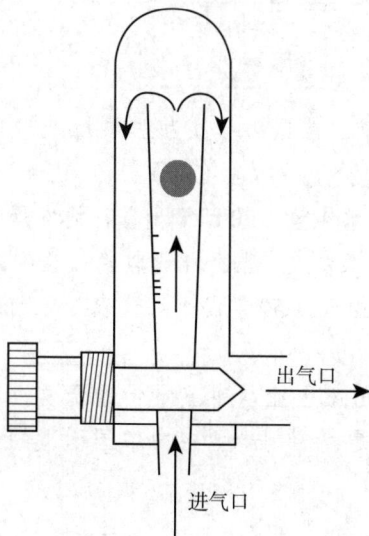

图4-11　压力代偿型流量计

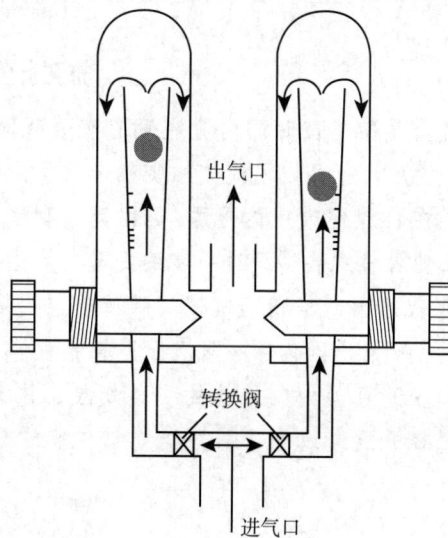

图4-12　并立型流量计

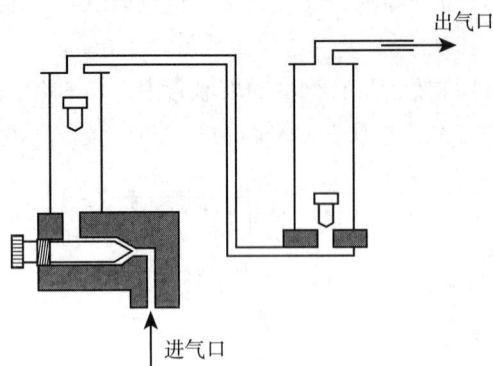

图4-13　串联型流量计　　　　　图4-14　单管双锥刻度流量计

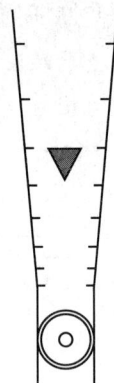

3.进气口固定型流量计　工作原理是将进气口附近管道口突然减小，使得进气口前端压力增大，并联一个灌注液体的U型管，使得进气口前端压力大于后端压力，在U型管内形成液面差，通过读取液面差来获知流量大小（图4-15）。进气口固定型流量计不能调节流量的大小，一般用于流量固定的气体。

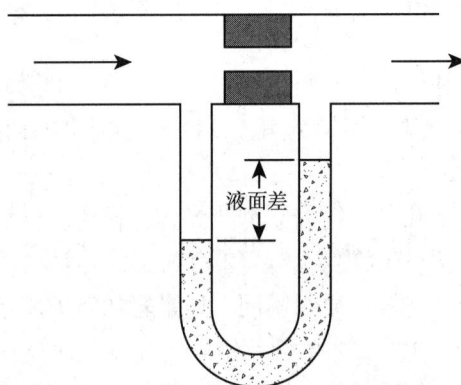

图4-15　进气口固定型流量计

拓展阅读

流量计的发展历程

流量是指单位时间内流经管道有效截面的流体数量，常见的单位为立方米/时（分）、升/时（分），也可以用流体的质量来表示，如千克/时（分）、吨/时（分）。

早在18世纪瑞士的丹尼尔·伯努利利用压差法测量水流量，20世纪流量计的发展使得现代工业计量发展得到进一步的提升。我国流量测量技术发展与国外相比较晚，直到20世纪30年代才由光华精密机械厂制造出家用水表，直到20世纪50年代上海仪表厂（前新成仪表厂）研发出国内第一只文丘里管流量计。

如今随着国内制造业的飞速发展，国内已有近300家企业从事流量计的研发，国内技术的提升逐渐改变了先进流量计依赖进口的局面，是我国制造业走向中国创造的重要基础。

三、联动式安全装置（N_2O-O_2 联动安全装置）

在麻醉机使用过程中，一旦发生供氧不足，会对患者造成十分严重的伤害甚至引起死亡，为杜绝供氧不足现象，在麻醉机中都配有联动式安全装置。联动式安全装置利用一套齿轮组合（齿轮+链条连接）（图4-16），在调节输入 N_2O 气体流量的同时，可增大 O_2 的输入流量。N_2O 和 O_2 的比例保持在（3∶2）~（2∶1）之间。常见麻醉机中以两个并立的旋钮位于操作台上，如图4-17所示。

N_2O-O_2联动安全装置在使用过程中应当时刻注意其工作状态，其在工作时必须满足以下两个条件。①旋动 N_2O 旋钮，氧气旋钮随之打开。②关闭 O_2 旋钮，N_2O 旋钮随之关闭。

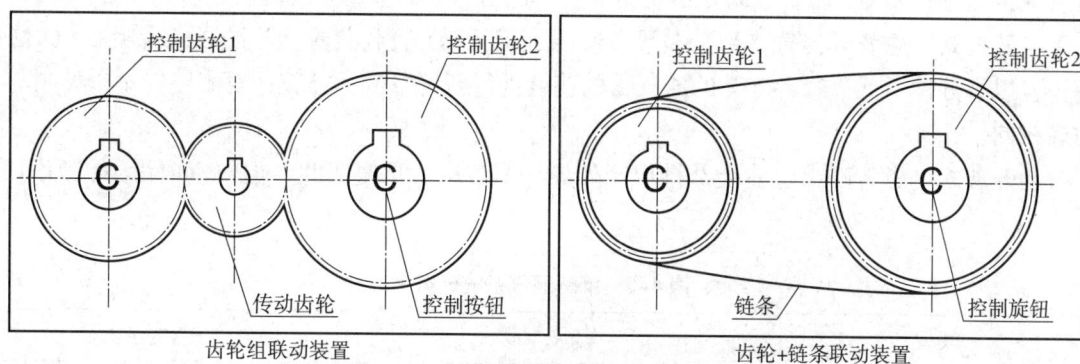

图4-16　联动式安全装置的传动原理示意

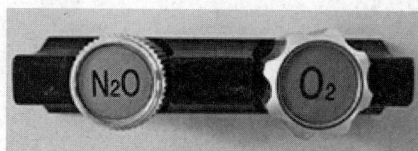

图4-17　常见联动装置旋钮

四、麻醉通气系统

（一）麻醉通气系统的分类

麻醉机中麻醉通气系统又称麻醉呼吸回路（anesthesia breathing circuit），是将麻醉药输送至患者的关键部分。它通过管理患者的呼吸过程，将麻醉药按照一定比例混入患者的呼吸气体中，从而使患者麻醉。通过呼吸回路，患者不但能实现麻醉药的吸入，还能实现正常的 O_2 和 CO_2 交换。根据呼吸回路与外界相通的情况，通气系统分为全紧闭式（循环呼吸回路）、半紧闭式、半开放式（Mapleson系统）、全开放式四种类型（图4-18、表4-3）。

1.全紧闭式　是临床上使用最为广泛的麻醉呼吸回路，利用此类型呼吸回路可对麻醉药进行充分利用，患者呼出的气体在去除 CO_2 后，全部返回循环系统；同时能有效减少麻醉过程中引起的手术室气体污染。整个系统由麻醉机进行控制，通过石灰罐吸收人体呼出的 CO_2，以防止出现 CO_2 含量过大导致的中毒窒息。

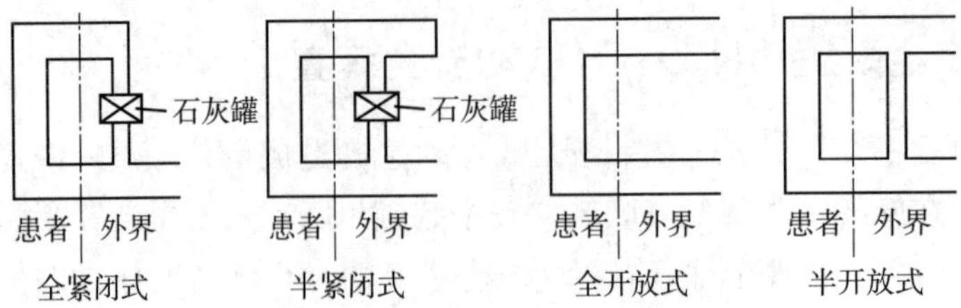

图4-18　麻醉呼吸回路类型

2.半紧闭式　患者呼出的气体部分进入循环系统，部分排出循环系统：呼出气体大部分被患者重复吸入，利用吸收装置吸收呼出气体中的CO_2，其呼吸主要由麻醉机进行控制。此类型麻醉机对废气排出控制较为严格，以防止出现麻醉气体逸出导致的室内空气污染。

3.半开放式　患者呼出气体部分被重复吸入，但无CO_2吸收装置，为防止患者吸收CO_2浓度过高，应以每分钟不低于患者70%的通气量的速度进行新鲜空气的补充；对于废气排出控制与半紧闭式相同。

4.全开放式　患者呼出气体全部排放至外界，不被患者重复吸收，但对室内污染较为严重，已淘汰。

表4-3　麻醉通气系统分类

类型	有无石灰罐	有无重复呼吸
全紧闭式	有	全部
半紧闭式	有	部分
半开放式	无	部分
全开放式	无	无

（二）麻醉通气系统的结构

常见的麻醉通气系统由螺纹管、储气囊、石灰罐（吸收装置）、风箱、单向阀、压力限制阀等部件组成，结构如图4-19所示。

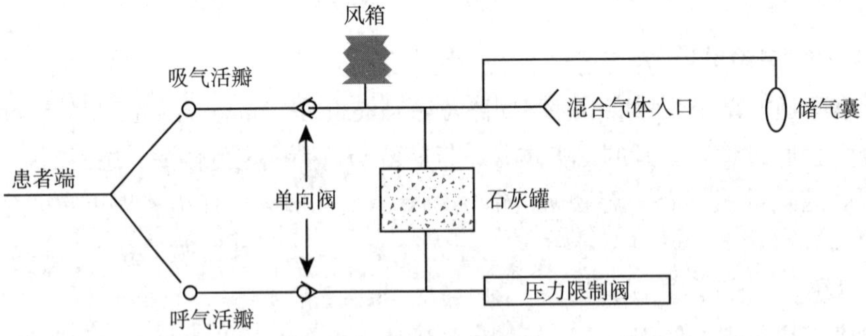

图4-19　常见麻醉通气系统结构

五、麻醉通气机

麻醉通气机即麻醉机所配用的呼吸机，已经成为麻醉机必备的组成部分。其迫使麻醉混合气体进入患者回路和呼吸系统中，接受患者呼出的气体和新鲜气体。麻醉师可根据患者的情况调节潮气量、呼吸频率、吸呼比和每分通气量等参数，调节通气方式来满足患者的各种需要。

麻醉通气机的驱动有气动、气动电控和电动。气动型通气机属老式的产品，单纯以压缩氧为动力源，耗氧量大，已淘汰；较新型的麻醉机通气机大多是氧气驱动、电控式；近来麻醉通气机内置电动电控呼吸机，无需驱动器，能在断气的情况下，由大气补充进行通气，保证患者的安全；较典型的麻醉通气机为气动电控式，透明密封罩内的折叠囊内、外分别为两套气路回路，驱动气压缩折叠囊、驱使囊内麻醉气体输送给患者，形成驱动气源、麻醉气流双环路系统。

1.气动电控型通气机　工作时，通气源驱动，主要依靠气源中的压缩气体提供动力，通气控制系统由电路系统提供能源进行控制。其优点在于利用双能源驱动设备，可满足各种复杂功能的设计要求。根据其处于不同的呼吸相时风箱的变化可分为上升式和下降式两种，上升式风箱工作原理如图4-20所示。吸气相时，通过气源压缩气体驱动，向风箱外部壳体输送气体，压缩风箱，完成向患者的肺通气；呼气相时，通气机呼气阀开放，风箱外部壳体内气体排出，患者完成呼气。风箱外型如图4-21所示。

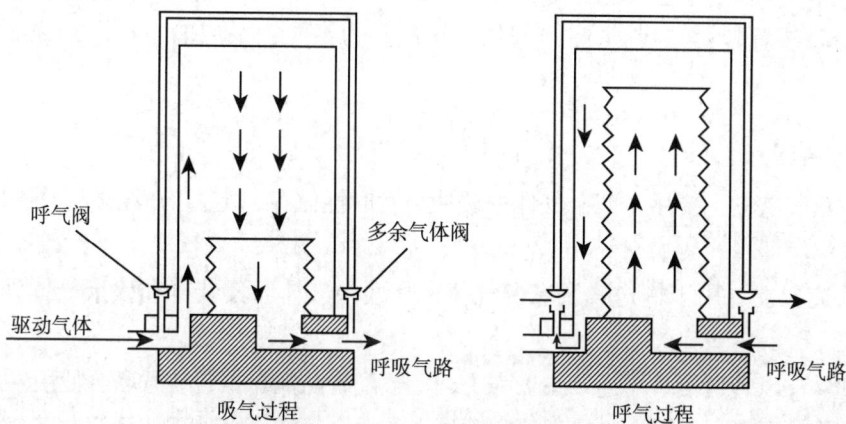

图4-20　上升式风箱工作原理

气动电控型通气机具备技术灵活、可兼顾多种检测需要等优点，其驱动部分工作原理也较为简单，维护方便，价格适中，故当前大部分麻醉机采用此种类型的通气机。

2.电动电控型通气机　工作时，通气源与通气系统都由电源转换成为安全可用的动力动能控制。此类型通气机使用单一能源，使用条件要求简单，适用于急诊室等呼吸控制应用较多的场所。电动电控型是当前最为先进的麻醉通气机，其呼吸机电路部分复杂，内置功能集成化程度高，价格昂贵，成本高。由于其电子电路集成度高，在维修维护过程中要求维修人员及使用和管理设备的技术人员具备较强的专业技术能力。

3.气动气控型通气机　工作时，通气源与通气系统都由气源中的压缩气体转换为安全可用的动力控制。其优点在于使用单一能源作为设备驱动，可以用于无电源环境中，适用于现场抢救和急救等。但由于其通气控制系统设计较为薄弱，在使用过程中安全性和稳定性较差，适用于突发应急和抢救等特殊情况，临床使用中技术能力支持不足。

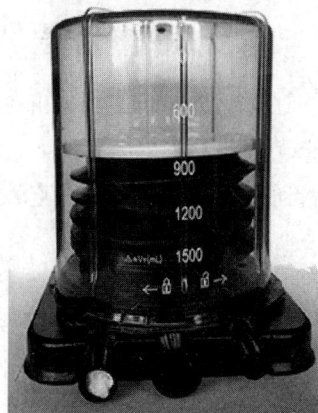

图4-21　风箱

六、麻醉残余气体清除装置

麻醉残余气体带有药物毒性，对临床麻醉工作人员有较大伤害，常见危害为致突变性、致癌性和对生育能力的影响，故麻醉残余气体的清除意义重大。残气处理系统的设计和选择一般应遵循"简单、有效、经济和安全"四大原则，使用残气清除装置要防止漏气或真空泵吸引造成的患者环流系统压力改变和管道接错等。

（一）工作原理

麻醉残余气体清除装置是回收患者呼出气体中的麻醉药物和呼吸废气的一种后处理装置，能有效杜绝麻醉过程中的残余气体对手术室和周边环境的污染。常用的麻醉残余气体清除装置以清除方式分为两大类，包括被动排污和主动负压吸引排污（anensthesia gas scavenging system，AGSS）。被动排污依靠室内通风系统将残余气体排出室外；AGSS是利用中央吸引系统或专用吸引装置将残余气体连接至麻醉设备，从患者呼出端直接由负压吸引排出，目前麻醉残余气体清除装置较第三代AGSS，增加了正压动力系统，采用射流技术，确保麻醉气体有效排出。

（二）主要结构

1. **残气收集装置** 主要用于残余气体的缓冲与暂时性储存，主要构成部件为排气阀或呼出阀和暂存容器。

2. **输送管道** 主要用于输送残余麻醉气体，是残余气体收集装置和残余气体处理管的连接管道。

3. **连接部件** 以管道接口（连接头）为主，一般配合防泄露报警装置联合使用。

4. **残余气体处理管** 是对通过输送管道输送来的残余气体进行处理的管道。

5. **排出装置** 当前以负压吸引排污方式为主，可新增部分废气处理装置以确保废气的有效处理，如化学吸附（活性炭）、正压动力空气等方式。

七、麻醉蒸发器

麻醉蒸发器（anaesthetic vaporizer）是麻醉机中的精密核心部件之一，也是衡量一台麻醉机性能优劣的重要指标，图4-22为典型的麻醉蒸发器。麻醉蒸发器关系着患者的安危，故其使用务必做到认真检查，必要时监测其药物输出量。

（一）工作原理

麻醉机使用的麻醉药包含两部分：一部分来自于气体（N_2），另一部分是由麻醉蒸发器产生的液态挥发性麻醉药，常见的有乙醚（ether）、氟烷（fluothane）、异氟烷（isoflurane）、恩氟烷（enflurane）和七氟烷（sevoflurane）等。液态挥发性麻醉药不允许直接进入呼吸道，且不允许以饱和蒸气的形式进入呼吸道，大多数液态挥发性麻醉药在较低的脑分压下即可完成麻醉。一旦吸入液态挥发性麻醉药过量就会对患者造成一定的伤害甚至威胁患者生命安全。

麻醉蒸发器的作用是利用周围环境的温度和热源的变化，将液态挥发性麻醉药转变为蒸气状态，通过一定量的载气，其中一部分气体携带饱和的麻醉气体，成为有一定浓度的麻醉蒸气的气流，然后按照指定的输出量输入麻醉回路中。麻醉药物蒸发器利用密闭的蒸发室对麻醉药液进行有效输出控制，使液态麻醉药液的使用更加科学合理，有效保障患者在麻醉过程中的安全。

麻醉蒸发器的气源出口处接入蒸发器，由气源提供的混合气体进入麻醉蒸发器，在罐中被分为两部分，小部分进入麻醉蒸发器的蒸发室中，这部分气体称为载气（carrier gas），用来承载挥发性麻醉药物；另一部分不进入蒸发室，在蒸发室出口处与蒸发室输出的气体汇合，这部分气体称为稀释气体（diluent gas）。进入蒸发室的载气与稀释气体汇合后，形成一定浓度的麻醉蒸气气流，直接输送至麻醉回路，供患者使用（图4-23）。

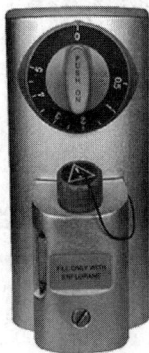

图4-22 典型麻醉蒸发器

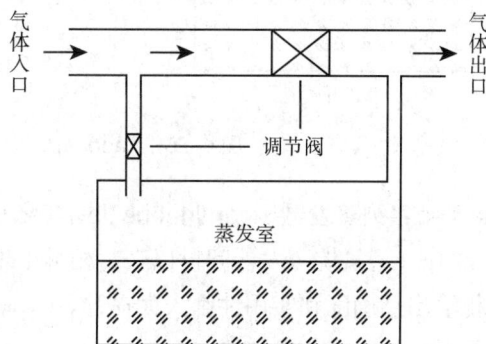

图4-23 麻醉蒸发器工作原理

（二）分类

1. 铜罐蒸发器 属于定流量、鼓泡式蒸发器，其工作原理是氧气流充当载气，从药液底面穿过麻醉药液面，形成饱和麻醉蒸气，再由缓冲腔进入输出管道，具体工作原理如4-24所示。

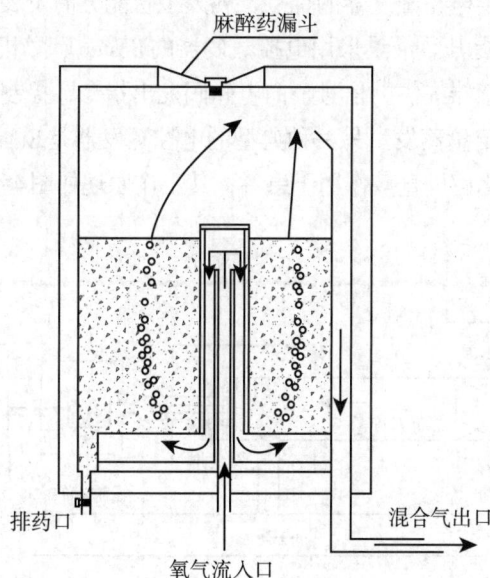

图4-24 铜罐蒸发器工作原理

2. Vapor 19-1蒸发器 属于可变旁路类专用蒸发器，当关闭控制开关时，气体不经过蒸发室，直接通向吸气管道；当开启控制开关时，部分气流成为载气进入麻醉蒸发室，再与大部分未进入蒸发室的气体混合，稀释混合气体中麻醉药物的浓度。其工作原理如图4-25所示。

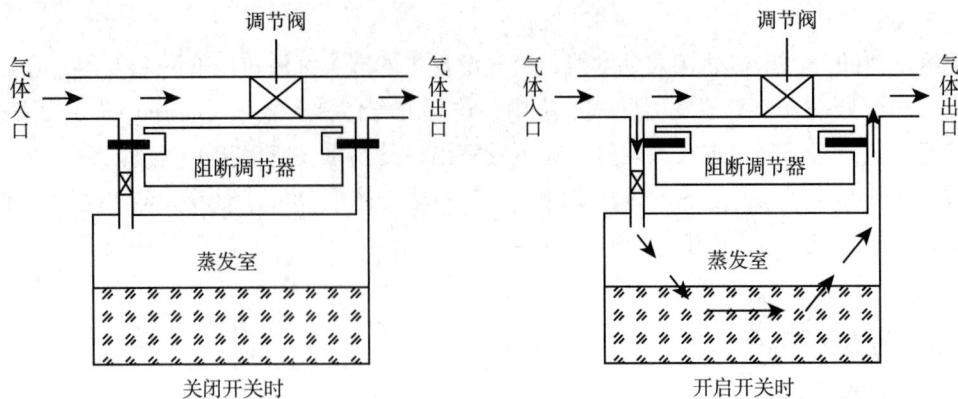

图4-25　Vapor 19-1蒸发器工作原理

3. Cyprane Tec 系列蒸发器（continuous flow Tec vaporisers） 在当前麻醉设备中影响较大，从1957年第一台Tec1型氟烷蒸发器问世以来，相继出现Tec2~Tec7系列产品。从Tec6以后都采用电控模式，使得输出精确度和实用性都大大提升。Cyprane Tec 系列蒸发器属于专用蒸发器，是根据不同麻醉药而研发的系列蒸发装置。

4. 电控蒸发器 采用加热装置对液态麻醉药进行温度控制和压力控制，从而实现麻醉药的精确输出。电控蒸发器的产生可以追溯到乙醚麻醉运用于临床的年代，但因电火花可能会造成麻醉混合气体爆炸等原因未全面推广，直到卤族挥发性麻醉药的出现与微机技术和传感技术的不断进步，推动了电控蒸发器的发展。

常见的电控蒸发器有三类：直接电热板加热式，电热、传感器自控温压式以及滴馈式。目前的电控蒸发器融合了以往各类电控蒸发器的优点，朝人工智能方向发展，结合人机工程，电控蒸发器的安全性能得到了进一步提升。最早采用电控蒸发器的Bosten麻醉机的工作原理如图4-26所示，利用程序处理器处理由各传感器提供的信号，向电磁阀发出指令，控制电动注射器向蒸发管直射麻醉药，利用反馈信号给药，定量蒸发。另一种典型的电控蒸发器是Engsform，利用超声雾化形成极易汽化的微小颗粒，其经汽化后可直接作用于患者，其工作原理如图4-27所示。

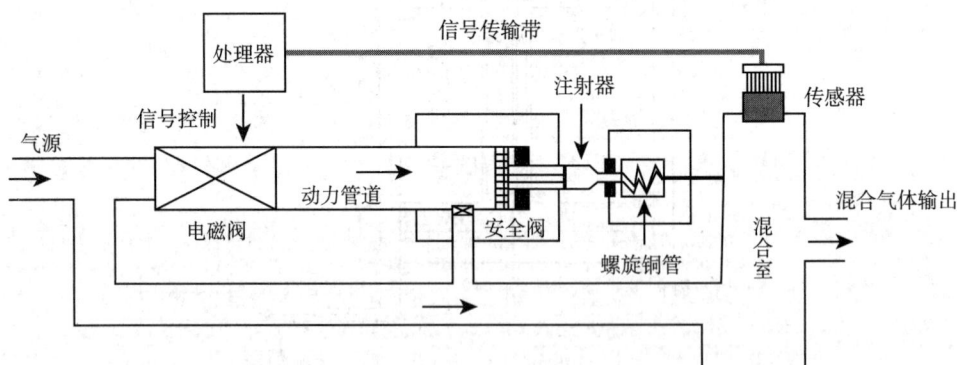

图4-26　Bosten麻醉机电控型蒸发器工作原理

电控蒸发器可有效克服压力、流量以及间歇逆压导致的"泵吸效应"等因素的干扰，具有精确控制、自动化操作、自动报警和节省药物等优点，与微机控制有效结合，是麻醉机实现智能化的基础，成为麻醉设备的新发展方向。

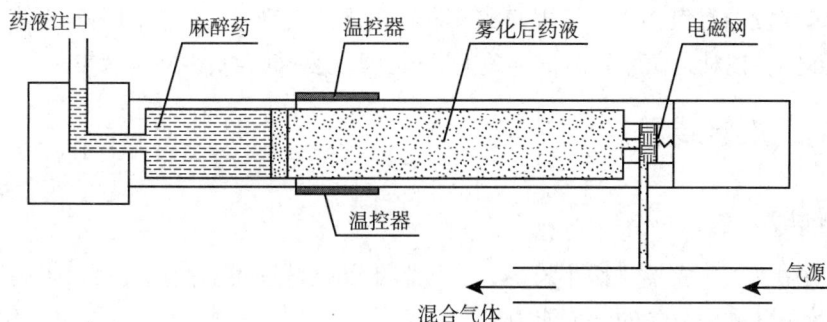

图4-27　Engsform蒸发器工作原理

（三）流量控制

为防止麻醉药浓度过高引起的危险，对蒸发器进行流量控制是必要的。流量控制可以通过检测药物浓度来解决，检测到的浓度数据反馈至麻醉机控制系统，设备自主调节或操作人员人工调节蒸发药物流量。常见的检测仪器为气体分析仪（如Model 4800和PF 300），这类仪器能对麻醉机中混合气体成分进行逐一检测，并以数字的形式在屏幕上显示，方便使用者观察，其浓度检测准确率高、使用操作便捷。

1.紫外线或红外线分析仪　大多数液态挥发性麻醉药对光具有特殊的吸收能力，通过检测被吸收量的多少，检测挥发性麻醉药在该样本中的含量。常见的分析仪器为紫外线或红外线分析仪，分析仪配有一个吸引泵，从呼气管道中抽取一定的样本，对该样本进行检测。当前的Normac检测仪就依据此原理制成。

2.气相色谱仪　利用物质的沸点、极性及吸附性质的差异化实现混合物质的分离，由载气带入色谱柱内，再利用检测器进行成分分析。常见的检测器分为电子捕获检测装置（ECD）、火焰光度检测装置（FPD）、氢火焰检测装置（FID）和热导检测装置等。当前在实验室中使用较为广泛，临床使用中便捷性不强。

3.质谱仪　又称质谱计，是分离和检测不同同位素的检测仪器。根据带电粒子在电磁场中能够偏转的原理，按物质原子、分子或分子碎片的质量差异进行分离和检测物质组成。质谱仪是当前麻醉药浓度检测常见的仪器，该仪器能同时实现吸入和呼出麻醉药浓度的检测。

4.折射计　麻醉药的理化特性不一致，对光的反射与折射率也不同，这类仪器就是根据药物的理化特性不同而制作的。临床中常见的理研（Riken）折射计，可以用于麻醉药浓度的检测，但操作过程中需要一定技术支持，否则误差较大。

（四）使用注意

麻醉蒸发器的使用关系着患者在术中能否实现有效麻醉，使用不当甚至威胁患者生命安全，在使用麻醉蒸发器的过程中，务必小心谨慎。

1.防止麻醉药混用及过量　在麻醉药注入过程中，需要认真观察加注药物与蒸发器是否一致，防止在一个蒸发器中存在不同的麻醉药。注入的麻醉药须适量，过多和过少都会影响麻醉药的蒸发效果。

2.防止麻醉药蒸发浓度过高　在麻醉过程中，麻醉药输出浓度过高会导致患者身体受到伤害甚至死亡，每次使用设备前应及时检查蒸发器，并定期做好维护工作及维修记录。

3.防止麻醉蒸发器倾斜　麻醉蒸发器倾斜会导致麻醉药蒸发浓度发生变化，在使用过程中应保持蒸发器与底面垂直，防止出现倾斜。

4.防止麻醉蒸发器漏气　一旦发现麻醉蒸发器出现漏气现象，应当即刻停止使用。定期检查蒸发装置是否漏气，以杜绝蒸发器漏气导致的麻醉药浓度降低和室内空气污染。

八、监测及报警装置

（一）监测装置

麻醉机在使用中，安全监护必不可少，安全监护及报警装置的使用能有效提高麻醉手术的成功率，也能有效提升术中危险的防范能力。

麻醉过程中，需要监护和监测的主要参数分为吸入和呼出两大部分，还包括患者电生理信息和其他生理信息。吸入部分主要包含每分通气量（潮气量）、氧浓度、二氧化碳浓度、吸入气体温度、麻醉药浓度、吸入 N_2O 浓度和气道压力等；呼出部分主要包含二氧化碳浓度、呼出 N_2O 浓度和麻醉药浓度等；电生理和其他生理信息主要包含心电图（ECG）、血压、心率、心输出量、体温等参数。

1.氧浓度监测　可以利用氧浓度测试仪进行检测，氧浓度测试的原理各有不同，常见的氧浓度监测法是利用氧电池对氧气含量进行实时监测。氧电池材料中的氧化锆对氧气有较高敏感性，在铂电极的催化作用下，产生电势差，进而产生电信号，通过收集电信号，可以计算出氧的实际浓度。氧电池使用较为稳定。

2.通气量监测　常采用电子监测和机械监测仪器。电子监测主要通过感应器在管道中接收通气信号；机械监测采用风轮的转动来计数。

3.气道压力监测　采用的监测方法分为以下两类。①机械式：通过机械压力计对管道中的气体压力进行直接测量。②电子式：利用压敏电子元件进行测量，随着气道压力的变化，电阻值产生改变，引起电流的强弱发生改变，经数模转换后测出压力值。通过压力监测能及时发现气道中的压力变化，防止出现管道脱落、气道阻塞和压力过大，造成医疗器械不良事件。

4.二氧化碳浓度监测　在麻醉过程中，二氧化碳的吸入量和呼出量浓度监测都具有很强的临床意义，吸入过程中，二氧化碳浓度过高会直接影响患者的呼吸，可能导致二氧化碳中毒。二氧化碳浓度监测的原理是利用二氧化碳对红外线的吸收能力，通过检测样本中二氧化碳对红外线的吸收量，检测出二氧化碳的浓度。通过二氧化碳的浓度监测，可得知患者在麻醉过程中的新陈代谢和换气是否正常。

5.麻醉药监测　分别在吸入端和呼出端各安放一个麻醉药监测设备，检测呼吸管道中的麻醉药含量，在当前的设备上已经普遍使用。

（二）报警装置

报警装置的作用是通过声、光或声光系统及时对设备使用人员进行警示，防止某些监测数据高于或低于预设值导致术中发生危险。如在氧浓度监测过程中，发现吸气端的氧气含量低于预设值时，报警装置会立刻发出鸣笛或光源闪烁，提示操作人员及时接收异常信息并处理设备异常情况。当异常情况排除后，报警装置不再发出声光提示。

第三节　麻醉机的维护、保养与质量控制

麻醉机的性能直接关系到手术能否正常进行，因此，设备的安全性、可靠性、精确性成为衡量麻醉机质量的重要指标。

一、麻醉机维护与保养

（一）《麻醉机安全管理》（WST 656–2019）中的维护保养要求

1.临床麻醉机管理人员负责麻醉机的维护保养、故障报修、紧急调配，协同医疗器械管理部门保证麻醉机的完好率。

2.维护保养应包括下列内容。

（1）根据麻醉机使用手册的要求，组织检测主机功能、定期清洗、消毒管道、更换消耗品（包括氧电池的更换、密封〇型圈的维护和更换）、后备电源的充放电等。

（2）应避免液体泼洒弄湿麻醉机电子部件。

（3）应注意避免采样探头积水、钠石灰失效故障。

（4）应对氧传感器进行定期校准。

（5）应对麻醉机操作软件进行备份。

3.临床备用的麻醉机，应每月通电检查一次。

4.处于备用状态的麻醉机应在设备显著位置粘贴或悬挂"合格证"的标识，使用防尘罩遮盖，放置在清洁、整齐、通风的房间内。

（二）《麻醉机安全管理》（WST 656–2019）中的维修要求

1.麻醉机维修由医疗器械管理部门的技术人员进行。

2.应详细记录维修日期、维修人员和维修内容，包括检测项目与结果、配件的更换情况，并归档保存。

3.麻醉机维修后应按照标准中7.4的要求进行安全检测。

（三）临床实际工作中麻醉机的维护保养

1.**日常保养**　麻醉机属贵重精密仪器，使用率高，应实行专管共用，即配有专人保管，麻醉机存放在干燥、通风、避光处，麻醉机外部保持清洁，不与有腐蚀性的化学试剂同放一室内，保证各种易损件的备用数量，使用后的管道及时清洁，消毒后存放备用。在日常使用过程中由于回路会产生水汽，导致潮气量监测的偏差越来越大，有些麻醉机使用的钠石灰质量较差，也会导致回路中积累钠石灰粉末，需定期对整机进行维护和保养。温化、湿化器用后应彻底清洁、消毒备用。保持麻醉机外表清洁，可用软棉布或湿棉布擦拭。

2.**定期检查**

（1）定期检查流量传感器、采样管、单向阀等，及时清理积水、粉尘，更换氧电池、活瓣、皮囊、细菌滤过器、密封圈等易损耗部件。

（2）定期检查加固高压管路的接头。

（3）定期对机器进行通电试验，自检和校准，综合检查麻醉机主要功能，保证数据监测的准确性。

（4）漏气试验　检查麻醉机气路系统各管道、接口有无漏气。气路系统包括供气管道、主机内部管道、与患者连接的回路三大部分。检查通常采用潮气量测定、压力表检验法和耳听手摸等方法。

1）潮气量测定　预调TV，接弹性呼吸囊（模拟肺），分别测定吸入侧和呼出侧TV，若二者相同，说明无漏气。将回路内氧流量关闭，观察模拟肺的膨胀程度和TV的下降程度，若TV逐渐减少或模拟肺膨胀度减少，说明有漏气。

2）压力表检验法　主要检查工作压和通气压，如果工作压低于设定水平，说明供气源压力不足或麻醉机内部管道漏气；如果气道压低于正常，说明外部管道漏气。

3）耳听手摸法　在正常通气时，若听到接口处有"嘶嘶"声，手摸有漏气存在，说明密封不严，应查明其原因给予相应的处理。

（5）报警系统检测　调节潮气量及报警上、下限来检查麻醉机的声、光报警是否正常。

（6）检测麻醉机输出功能，如呼吸模式、PEEP功能、FiO_2、呼吸频率、TV等是否准确可靠。

（7）检查麻醉机附带的监护仪、温化器、雾化器等功能是否完好。

（8）加强与厂家售后工程师的沟通，学习其维修经验，特别是机器的故障代码对应的处理方法。

（9）及时做好维护记录，总结常见故障的处理方法，保证机器的正常运行。

（四）麻醉机消毒

麻醉机附件及气管插管致呼吸道感染的控制，是感染管理的一大难题。麻醉机的面罩、螺纹管、呼吸气囊、喉镜及气管导管等很容易被污染；手术期患者口、咽部存在大量细菌，如果消毒管理措施不严，在全麻气管插管过程中细菌便随插管进入下呼吸道引起呼吸系统感染。因此，消毒是极其重要的。麻醉机消毒针对麻醉机气路系统，一般主机只作清洁。

麻醉机的气路结构分为以下两种。①全部气路可拆卸式：主机内部气路、患者吸气和呼气的管道均拆卸、清洁、消毒。②部分气路可拆卸式：麻醉机主机内部气路不能拆卸，只有患者吸气和呼气回路的管道可拆下进行清洁、消毒。

1.消毒方法　麻醉机的消毒包括日常消毒和术后消毒。每次使用前要对麻醉机进行拆卸清洁再消毒，还需要更换无菌的呼出管道回路，使用后还要更彻底地消毒灭菌，方便下次使用。

对接触患者皮肤黏膜的器械按照常规方法消毒，如麻醉机面罩、麻醉咽喉镜、气管导管、吸痰管，每周及使用后用环氧乙烷消毒灭菌；麻醉机接头、钠石灰罐、麻醉咽喉镜等带金属的器械，每天及使用后用环氧乙烷消毒灭菌一次；螺纹管、呼吸气囊、氧气湿化瓶及氧气管道等用后采用含氯消毒剂浸泡灭菌（因环氧乙烷易燃易爆并对呼吸道有刺激，而含氯消毒剂对金属碳钢品有腐蚀性，所以分别用两种方法消毒灭菌）。使用后先将接头管道拆卸，用清水冲净、擦干，用1000mg/L含氯消毒液浸泡30分钟，用清水冲净、晾干，再用1000~2000mg/L含氯消毒液浸泡30~60分钟后清水冲净晾干备用。采用一人一用一消毒的方法，每天定时用500mg/L含氯消毒液对麻醉机表面进行湿抹消毒。氧管、气管导管、吸痰管一次性使用；对一些需重复使用的气管导管、螺纹管等用含氯消毒液同上法消毒灭菌。

2.注意事项　麻醉机的气道消毒分为两步：首先是管道的清洁，其次是管道的消毒。管道多由人工合成材料、橡胶、金属等制成，可用肥皂水、洗衣粉、洗洁精等溶液清洗，然后再用清水冲洗干净、晾干，尤其注意清洁管道中的痰痂、血渍、油污及其他残留脏物。患者所用的呼出回路管道需拆下清洁、消毒，同时更换新的或干净的管道继续工作。麻醉机结束使用后消毒清洁须彻底，消毒后将麻醉机安装好供下次使用。

二、麻醉机质量控制

麻醉机的质量管理依据《麻醉机安全管理》（WST 656-2019）。该标准是根据《医用电气设备　第2部分：麻醉系统的安全和基本性能专用要求》（GB 9706.29）、《医院消毒卫生标准》（GB 15982-2012）、《呼吸机校准规范》（JJF 1234-2018）、《医疗机构消毒技术规范》（WS/T 367-2012）、《呼吸机临床应用》（WS 392-2012）综合后制定的新标准。该标准规定了医疗机构使用的麻醉机在投入临床使用前及使用期间的验收、人员、使用环境、安全性能、维护保养和清洗消毒等相关的管理和技术要求。

麻醉机质量检测参照《呼吸机校准规范》(JJF 1234–2018),主要包括气道压力、潮气量、氧浓度、呼吸末压力、气源压力等主要参数。一般采用气流分析仪、模拟肺进行检测。

👤 岗位对接

本章是医疗器械类专业学生必须掌握的内容,从事麻醉机维护工程师相关岗位的从业人员均需掌握麻醉机及呼吸机相关设备的维护与管理、设备的质量控制,熟知院内感染控制等内容,要关心和收集手术室麻醉机相关医疗设备发展动态的信息,为成为合格的麻醉机维护工程师奠定坚实的基础。

本章小结

	概述	麻醉机的发展简史
		麻醉机的基本知识
		麻醉机的临床使用
麻醉机	麻醉机结构	麻醉机供气系统
		流量计
		联动式安全装置
		麻醉机通气系统
		麻醉通气机
		麻醉残余气体清除装置
		麻醉蒸发器
		监测及报警装置
	麻醉机的维护、保养与质量控制	麻醉机的维护保养
		麻醉机质量控制

实训一 麻醉机结构分解

【实训目的】

1.掌握麻醉机的组成和各部件的作用。

2.熟悉管路各部件连接顺序、气源接入方法和残余气体清除装置。

3.了解整机各电路控制板接线布置。

【工具准备】

1.主要设备 麻醉机2台。

2.拆卸机械工具 拆卸工具套装(十字螺丝刀、一字螺丝刀、钳具、内六角扳手、套筒、棘轮扳手等)、管路卡扣若干。

3.辅助工具 书写笔、贴纸。

【操作步骤】

1.教师对整机部件开展序号标注，并讲解各部件的安装顺序及位置。

2.演示拆卸顺序和常见连接器的摘除方法。

3.学生对集成回路做简易拆卸（注：此次拆卸为组件级拆卸，不是元件级拆卸）。

4.演示机后电路板件，介绍控制板接线布置。

5.学生标注好拆卸部件后装回设备。

【实训提示】

1.麻醉机安装顺序

（1）将支臂装入支臂座，再将回路体（风箱组件）安放至支臂上并安装好二氧化碳吸收罐。

（2）开展管路连接 分别连接吸气口和呼气口（注意流量传感器的安放位置，并连接好信号输入端）。

（3）分别连接新鲜空气回路螺纹管至主机和回路体，并拧紧螺母。

（4）气控电动型麻醉机需用螺纹管进行气源管道连接，由于各厂家设备不一致，部分需要分开连接 N_2O 和氧气。分别用标准接头连接螺纹管接入一端，将附有标准接头的一端连接至主机驱动气体输出口；再用螺纹管连接风箱与回路体，拧紧。

（5）连接手动皮囊。

（6）连接压力信号采样管和流量传感器，将流量传感器另一端连接至 Y 型头，Y 型头另一端接入面罩或插管组件。

（7）电源连接，打开系统开关，开始主机自检、设置参数。

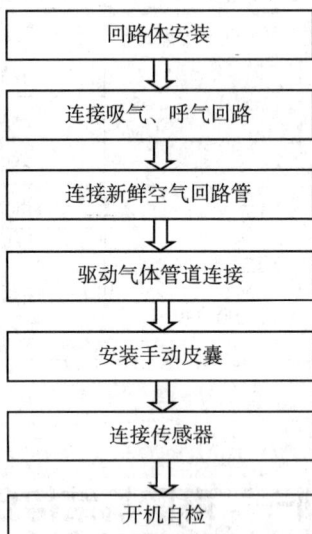

```
┌─────────────────┐
│   回路体安装      │
└─────────────────┘
         ⇓
┌─────────────────┐
│ 连接吸气、呼气回路 │
└─────────────────┘
         ⇓
┌─────────────────┐
│ 连接新鲜空气回路管 │
└─────────────────┘
         ⇓
┌─────────────────┐
│  驱动气体管道连接  │
└─────────────────┘
         ⇓
┌─────────────────┐
│   安装手动皮囊    │
└─────────────────┘
         ⇓
┌─────────────────┐
│   连接传感器      │
└─────────────────┘
         ⇓
┌─────────────────┐
│    开机自检       │
└─────────────────┘
```

2.麻醉机回路拆卸 按照麻醉机安装顺序逆向拆除（注意：学生在拆卸过程中利用书写笔和贴纸备注好拆卸顺序，以防止拆卸后安装错误）。

3.机后拆卸演示

（1）打开机盖，收好已经拆除的螺丝。

（2）找到对应传感器接入端口位置、插座电路开关、电源插座位置、集液瓶、等电位接线柱、气瓶和管道供给连接口。

（3）拆卸电源处控制板封装螺钉，依次取出集成电路板，展示（选做）。

【实训总结】

1.分析麻醉机整机结构及各零部件作用，牢记各部件连接方法（螺栓连接）和固定方法。

2.牢记麻醉机呼吸回路的安装方法。

3.呼吸回路安装事项

（1）管路连接气密性要求高，故安装过程中必须拧紧。

（2）轴针安全指示装置在安装过程中务必选择正确，严禁用力过猛损坏轴针。

（3）连接各输入输出口与螺纹管时应用力均匀，并对准接口处，螺纹连接处旋合时应注意力度，防止用力过猛导致螺纹配合处出现螺纹磨损和滑丝。

4.学生撰写实训报告，报告内容包含麻醉机的拆卸、安装顺序和各部件的作用分析。

实训二　麻醉机正负压泄露检测

【实训目的】

掌握检测麻醉机正压、负压系统是否泄露的方法。

【工具准备】

1.主要设备　麻醉机（无止回阀）每组一台（10人为一组）。

2.辅助工具　测试吸球、书写笔、贴纸、秒表。

【操作步骤】

1.教师介绍麻醉机正负压泄露检测的原理。

2.教师演示正负压检测的方法。

3.学生自主对设备进行检测。

4.教师介绍麻醉机流量计法测试气密性的原理。

5.学生自主对设备进行检测。

【实训提示】

1.正压泄露实验

（1）做好麻醉机使用前准备，打开麻醉机。

（2）关闭排气阀，打开充氧开关，使回路压力达到30~50cmH$_2$O。

（3）观察30秒以上，确认压力表数值是否发生变化。

2.负压泄露实验

（1）做好麻醉机使用前准备，打开麻醉机。

（2）关闭所有流量控制阀。

（3）连接测试吸球端管道，将吸球挤压后，管道另一端连接至麻醉机出口。

（4）观察测试吸球，如保持挤压状态30秒以上，则管道无泄露。

【实训总结】

1.学生是否掌握正负压泄露实验的检测原理。

2.学生是否掌握正负压泄露实验的检测方法。

3.学生撰写实训报告。

实训三　麻醉蒸发器结构分析及气体浓度检测

【实训目的】

1.掌握电控蒸发器工作原理。

2.熟悉Vapor 19-1蒸发器和Cyprane Tec系列蒸发器工作原理；输出流量检测仪器。

3.了解铜罐蒸发器工作原理。

【工具准备】

1.主要设备　铜罐蒸发器、Vapor 19-1蒸发器、Cyprane Tec系列蒸发器和电控蒸发器、浓度检测仪、气体样本存储囊每组一台（10人为一组），如有条件可准备四类蒸发器工作仿真教具。

2.辅助工具　书写笔、贴纸。

【操作步骤】

1.教师介绍四类蒸发器的工作原理。

2.教师演示浓度检测仪的使用方法，检测气体样本存储囊中麻醉药浓度。

3.学生自主对麻醉蒸发器进行交换观察，对样本存储囊中气体进行检测。

【实训提示】

1.各类蒸发罐观察

（1）结合理论知识，观察各类蒸发器的外观。

（2）观察蒸发器气路系统和注药口等关键部位。

（3）区分各类蒸发器的工作原理和结构。

2.气体浓度检测

（1）做好浓度检测仪使用前准备，打开浓度检测仪。

（2）接好样本存储囊。

（3）测量样本浓度。

（4）记录样本浓度，进行小组核对浓度信息。

【实训总结】

1.学生是否掌握蒸发器的结构与工作原理。

2.学生是否掌握浓度检测方法和仪器工作原理。

3.收集学生药物浓度检测数据，学生撰写实训报告。

习题

习题

一、单项选择题

1.轴针安全指示装置采用（　　）

A.隔膜阀　　　　　　B.顶压阀　　　　　　C.轭型阀　　　　　　D.环圈阀

2.我国医用压缩贮气筒的颜色标记法中，医用氧气对应的颜色应为（　　）

A.红　　　　　　　　B.浅蓝　　　　　　　C.灰　　　　　　　　D.白

3.麻醉蒸发器安放位置现代采用最多的是（　　）

A.麻醉回路内　　　　　　　　　　　　B.吸气阀旁

C.二氧化碳吸收器旁　　　　　　　　　D.麻醉机流量计与共同出口之间

4.广泛使用的通气机通气模式是（　　）

A.气动气控型　　　　B.气动电控型　　　　C.电动电控型　　　　D.全能型

5.关于气管套囊的作用，错误的是（　　）

A.防止漏气、通气不足　　　　　　　　B.防止胃内容物反流误吸

C.防止口、咽、鼻腔手术血液误吸   D.防止导管刺激气管

6.下列哪一项是麻醉设备的清洁手段（   ）

A.洗涤清洁   B.冲洗清洁   C.超声清洁   D.以上都是

7.下列哪项不属于麻醉残气清除系统的组成部分（   ）

A.残气收集装置   B.残气过滤装置   C.输送管道和连接装置   D.排除装置

8.麻醉机基本气密性检查方法不包括下列哪种（   ）

A.负压法   B.正压法

C.手测法   D.流量计法

E.皂膜法

9.麻醉通气机基本报警功能不包括下列哪项（   ）

A.气源气压降低报警   B.气源气压升高报警

C.意外断电报警   D.气道低压报警

E.气道高压报警

二、简答题

1.麻醉机的功能有哪些？

2.麻醉机整机检查包括哪些项目？

3.针对蒸发器的安全措施有哪些？

第五章　其他设备

第一节　输液泵

💬 **案例讨论**

案例　一台输液泵出现管路阻塞的故障现象。

讨论　什么原因导致管路阻塞？如何解决此故障？通过学习输液泵结构及工作原理，详细分析故障产生原因，合理利用工具对故障维修。

静脉输液是临床治疗中常用的一种给药方式。根据药物性质、患者体质的不同，静脉输液速度也不同。输液过快、过慢均难以达到预期的治疗效果，甚至影响护理安全。目前，临床上广泛应用的普通输液器主要依靠液位差压力向受体输入液体，依靠护理人员肉眼观察、手调轮夹控制输液速度。普通输液器缺少阻塞报警、气泡报警、液体输毕报警等功能，增加了临床护理负担，而且液瓶易导入外界空气污染液体。输液泵是一种能够准确控制输液滴数或输液流速，保证药物流速均匀，药量准确并且安全地进入患者体内发挥作用的一种仪器（图5-1）。是一种智能化输液装置，输液速度不受人体背压和操作者影响，输注准确可靠，有助于降低临床护理工作强度，提高输注的准确性、安全性以及护理质量。

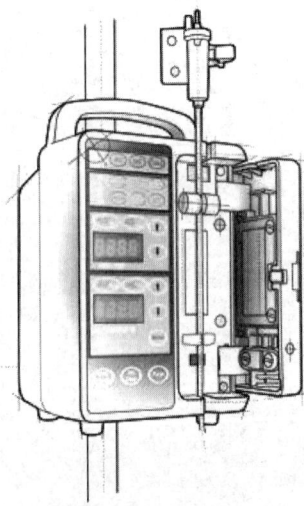

图5-1　输液泵

一、工作原理

输液泵系统主要由微机系统、泵装置、监测装置、报警装置和输入及显示装置组成。

1.**微机系统**　是整个系统的"大脑"，对整个系统进行智能控制和管理，并对检测信号进行处理，一般采用单片机系统。输液泵采用高度集成的32位ARMCPU系统对输液过程实施全面控制，且采用双CPU工作，确保了系统的安全。

2.**泵装置**　是整个系统的"心脏"，是输送液体的动力源。医用输液泵一般采用指状蠕动泵作为动力源。指状蠕动泵是利用滚轮转动，使输液泵管路一定部位受到挤压，产生蠕动，从而推动液体向前流动。指状蠕动泵具有体积小、重量轻、定量准确及输液管装卸方便等特点，使用最为广泛。这种泵有一根凸轮轴，凸轮轴上有多个凸轮，这些凸轮的运动规律相差一定的角度，每个凸轮与一个指状滑块相连。

工作时，由步进电机带动凸轮轴转动，使滑块按照一定顺序和运动规律上下往复运动，像波一样依次挤压静脉输液管，使输液管中的液体以一定的速度定向流动。指状蠕动泵比较精确，可大范围控制输液总量和输液速度；当"手指"的数目超过8个（一般为12个）时，泵的线性度良好，输液时不易产生脉动，使输液泵具有安全性和稳定性。

3.**监测装置**　主要由多种传感器组成，输液泵配有红外滴数传感器、压力式传感器和超声气泡传感器等，它们分别用于液体流速和流量、堵塞压力及漏液和气泡的检测。

4.**报警装置**　传感器感应到的信号经微机处理后，发出报警控制信号，再由报警装置响应，引起人们的注意并进行正确处理。报警装置具有光电报警和声音报警功能，对输液过程中出现断电、泵门未关、低温、输液完成、电池欠压、管路阻塞和管路中出现气泡等异常情况进行报警。输入及显示装置的输入部分负责设定输液的各个参数，如输液量和输液速度等。显示部分负责显示各参数和当前的工作状态等。

二、质量控制

（一）延长输液泵的使用寿命，维持输液稳定性

1.防止任何固体微粒进入输液泵体，因为任何杂质都会磨损柱塞、密封环、缸体和单向阀，因此应预先除去流动相中的任何固体微粒。流动相最好在玻璃容器内蒸馏，常用的方法是过滤，可采用Millipore滤膜（0.2μm或0.45μm）等滤器。泵的入口应连接砂滤棒（片），输液泵的滤器应经常更换。

2.流动相不应含有任何腐蚀性物质，含有缓冲液的流动相不应保留在泵内，尤其是停泵过夜或更长时间的情况下。如果将含有缓冲液的流动相留在泵内，由于蒸发或泄漏，甚至只是由于溶液静止，就可能析出盐的微小晶体，这些晶体也会损坏密封环和柱塞等。因此，必须泵入纯水充分清洗后，再换成适合色谱柱保存和泵维护的溶剂（对于反相键合固定相，可以是甲醇或甲醇和水）。

3.输液泵工作时要注意防止溶剂瓶内的流动相耗尽，因为空泵运转也磨损柱塞、密封环或缸体，最终产生漏液。

4.输液泵的工作压力不要超过规定的最高压力，否则会使高压密封环变形，产生漏液。

5.流动箱应该先脱气，以免在泵内产生气泡，影响流量的稳定性，如果有大量气泡，泵无法工作。

（二）查明输液泵故障原因，采取相应措施

1.**没有流动相流出，又无压力指示**　原因可能是输液泵内有大量的气体，这时可打开泄压阀，使泵在较大的流量（5ml/min）下运转，将气泡排尽，也可用一个50ml的注射器在泵出口处

辅助抽出气体。另一个原因可能是密封环磨损，需更换。

2.压力流量不稳　原因可能是存在气泡需要排除，或是单向阀内有异物，可以卸下单向阀，浸入丙酮内，进行超声清洗。有时有可能是砂滤棒内有气泡或被盐的微小晶体、滋生的微生物部分堵塞，这时，卸下砂滤棒浸入流动相内，超声除气泡，或将砂滤棒（片）浸入稀酸（如4mol/L硝酸）内迅速除去微生物或将盐溶解，再立即清洗。

3.压力过高或低　压力过高的原因是管路被堵塞，需要清除或清洗；压力过低的原因则可能是管路有泄漏。检查堵塞或泄漏时可以逐段进行。

第二节　多参数监护仪

📖 知识目标

1.掌握　多参数监护仪工作原理。
2.熟悉　多参数监护仪的组成。
3.了解　多参数监护仪的质量控制方式。

👉 能力目标

1.学会　规范操作多参数监护仪；合理利用拆装、维护工具对多参数监护仪进行维护保养。
2.具备　管路图识读、分析查找并排除故障的能力。

💬 案例讨论

案例　一台多参数监护仪出现显示血压值有偏差或无法测量血压的故障现象。

讨论　什么原因导致血压测量有偏差或无法测量？如何解决此故障？通过学习多参数监护仪结构及工作原理，详细分析故障产生原因，合理利用工具对故障维修。

多参数监护仪通过各种功能模块，可实时检测人体的心电信号、心率、血氧饱和度、血压、呼吸频率和体温等重要参数，实现对各参数的监督报警，信息存储和传输，是一种重要的患者监护设备，能为临床医学诊断提供重要的患者信息（图5-2）。

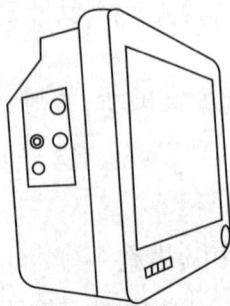

图5-2　多参数监护仪

一、工作原理

多参数监护仪主要由四个部分组成：信号采集；信号的模拟处理；信号的数字处理；信号的显示、记录和报警部分。通过电极和传感器采集人体心电、血压、呼吸、血氧饱和度等生理参数信号。通过模拟电路对采集的信号加以放大，同时减少噪声和干扰信号以提高信噪比，对其中有用的信号进行采样、调制、解调、阻抗匹配等处理。由模数转换器把人体生理参数的模拟信号转化为数字信号，送入数字处理部分，这部分是监护系统中很关键的部分，由模数转换器、微处理机、存储器等组成，对信号进行运算、分析及诊断。信号的显示、记录和报警部分是监视器与操作者交流信息的部分，屏幕显示各种随时间变化的监视参数曲线，供医生分析，记录仪则将监视参数记录下来作为档案保存，当被测参数超过某一标准值就通过报警装置发出警报，提示医务人员及时进行处理。

多参数监护仪所监护的信号通常为心电图（ECG）、无创血压（NIBP）和有创血压（IBP）、血氧饱和度（SPO$_2$）、呼吸（RP）及呼气末二氧化碳分压（PETCO$_2$）、体温（T）、心输出量（CO）等。根据临床需要，不同的监护仪有不同的侧重，并进行不同的配置。

1.心电监护　是最常用的监护项目，心肌可兴奋细胞的电化学活动会使心肌发生电激动，使心脏发生机械性收缩。心脏在此过程中产生的闭合、动作电流，在人体这个大导体内流动，并传播到全身各个部位，从而使人体不同表面部位产生了电流差变化。心电图就是把体表变化的电位差实时记录下来，多参数监护仪一般能监护3或6个导联，能同时显示其中一个或两个导联的波形并通过波形分析提取心率参数，功能强大的监护仪可以监护12个导联，通过监测可发现心脏节律异常，如房性或室性期前收缩、心肌供血异常、电解质紊乱等。

2.无创血压监护　血压是指血液对血管壁的压力。在心脏的每一次收缩与舒张的过程中，血流对血管壁的压力也随之变化，临床上通常以人体上臂与心脏同高度处的动脉血管内对应心脏收缩期和舒张期的压力值来表示人体血压，分别称为收缩压（或高压）和舒张压（或低压）。血压测量方法有直接测量法和间接测量法，间接测量法是一种非创伤性血压测量方法，测得的血压常称为无创压。测量方法有听诊法、振荡法（又称示波法）、超声多普勒法，可以测得收缩压、舒张压和平均压。多参数监护仪采用振动法测量无创血压，监护仪自动对袖带充气到一定压力（一般为180~230mmHg）时，完全压迫动脉血管并阻断动脉血流，开始放气后，随着袖带压力逐渐减少，动脉血流流动对动脉血管壁的搏动将在袖带内的气体中产生振荡波，通过测量、记录和分析放气过程中袖带的压力振动波可获得被测部位的收缩压、舒张压和平均压。

3.有创血压监护　在一些重症手术中，对血压实时变化的监测非常重要，需要依靠有创血压监测技术来实现。其原理是：先将导管通过穿刺植入被测部位的血管内，导管的体外端口直接与压力传感器连接，在导管内注入生理盐水。由于流体具有压力传递作用，血管内压力将通过导管内的液体传递到外部的压力传感器上，从而获得血管内压力变化的动态波形。通过特定的计算方法，可获得收缩压、舒张压和平均压。

4.血氧饱和度监护　氧是生命活动中不可缺少的物质。血液中的有效氧分子与血红蛋白（Hb）结合后形成氧合血红蛋白（HbO$_2$），被输送到全身各组织中。用来表示血液中氧合血红蛋白比例的参数称为血氧饱和度。脉搏血氧根据朗伯-比尔定律（Lambert-Beer Law），采用光电技术进行血氧饱和度的测量。根据血液中血红蛋白和氧合血红蛋白对光的吸收特性不同，采用两种不同波长的红光（660nm）和红外线（940nm）分别透过组织后，再由光电接收器转换成电信号，同时利用组织中的其他成分，如皮肤、骨骼、肌肉、静脉血等的吸收信号是恒定的，而只有动脉中的HbO_2和Hb的吸收信号是随着脉搏周期性变化这一特点，对接收信号加以处理而得到的。

5.呼吸监护 是监护患者的呼吸频率，即单位时间内呼吸次数。一般有三种测量方法：阻抗法、直接测量呼吸气流法（热敏式呼吸测量）和气道压力法。多参数监护仪大多采用胸阻抗法，人体在呼吸过程中，胸廓肌肉交替弛张，胸廓也交替变形，肌体组织的电阻抗也交替变化，称为呼吸阻抗，变化量为$0.1~3.0\Omega$。监护仪一般是通过ECG导联的两个电极，用$10~100kHz$的载频正弦恒流向人体注入$0.5~5.0mA$的安全电流，从而在相同的电极上采集呼吸阻抗变化的信号。这种呼吸阻抗的变化图就描述了呼吸的动态波形，并可提取呼吸率参数。

6.体温监护 一般采用负温度系数的热敏电阻作为温度传感器。一般监护仪提供一道体温，高档仪器可提供双道体温。体温探头的类型分为体表探头和体腔探头，分别用来监护体表和腔内体温。测量时，操作人员可以根据需要将体温探头安放于患者身体的任何部位。由于人体不同部位具有不同的温度，此时监护仪所测的温度值就是患者身体上所放探头部位的温度值，该温度可能与口腔或腋下的温度值不同。

二、质量控制

（一）依据与要求

参照《卫生装备质量控制检测规范（试行）》中多参数监护仪的检测项目和方法进行质量控制。

1.检测环境 温度为$15~35℃$；相对湿度$60\%~80\%$；大气压力为$86~106kPa$。

2.监护仪检测项目最大允差 心率为$\pm$（显示值的$5\%+1$）次/分；呼吸频率为$\pm5\%$；无创血压为$\pm10mmHg$（$1mmHg=133.322Pa$）；血氧饱和度为$\pm3\%$；气密性为180/90秒；过压保护为330/165mmHg。

（二）检测项目

1.外观检测 仪器应具有仪器名称、制造厂家、型号规格、设备编号以及生产日期等基本信息。另外，检查仪器外形是否完整、操作按键是否灵活、所有旋钮以及开关是否牢固可靠、有无报警以及取消报警等功能；监护仪的配件如电源线是否完好；导联线有无缺损和断路现象；血压袖带和血氧指套是否完整。

2.心率准确度检测 连接模拟器与监护仪的心电导联线，设置监护仪的心率来源为ECG。通过模拟器上DOWN/UP的心率数值调节按键，依次检测临床常用心率信号30次/分、60次/分、100次/分、120次/分、180次/分（MPS450提供17个预置的可编程心率设置：30次/分、40次/分、45次/分、60次/分、80次/分、90次/分、100次/分、120次/分、140次/分、160次/分、180次/分、200次/分、220次/分、240次/分、260次/分、280次/分和300次/分）等的示值。进行误差计算，公式如下：

$$误差=（测量示值-标准值）/标准值\times100\%$$

3.心律失常检测 按下模拟器上的Arrhythmias按键，通过模拟器输出一个心律失常信号如VENTRICULARTACH（室性心动过速），观察监护仪有无心律失常显示以及报警。

4.呼吸频率检测 将模拟器和监护仪导联接好，通过操作界面的DOWN/UP按键设置模拟器的心率信号分别在15次/分、20次/分、40次/分、60次/分、80次/分，呼吸频率15次/分、20

次/分、30次/分、40次/分、60次/分、80次/分、100次/分、120次/分及无呼吸情况时监护仪上呼吸频率示值，如果监护仪上无呼吸信号显示，通过模拟器上的设置按键，重新对呼吸测量的导联进行设置（LL或LA）。记录监护仪上的呼吸频率示值，并进行误差计算，计算方法同心率误差计算。

5.过压保护检测 将机器与模拟器连接好后，设置监护仪为成人模式。连接好监护仪与模拟器，按下模拟器上血压检测键，观察监护仪在接收血压信号过程中有无自动放气过程。

6.气密性检查 在对无创血压仪进行压力泄漏测试时，应该使被测监护仪处于"维修（Service）"模式下。连接好监护仪与模拟器后，通过标准器前面板上的功能键4（标有"Standard BP"字样的功能键）进入标准BP模拟模式。按功能键OPTIONS选择模拟的数值。按功能键CUFF选择内置或外置的成人袖带工作方式。内置袖带的一致性很稳定，不受袖带的缠绕影响。但对于新生儿只可以选择外置袖带。分别设置模拟器上的压力值为60/30（40）mmHg、80/50（60）mmHg、（76）120/80（93）mmHg及150/100（116）mmHg，分别按下监护仪上血压检测按键，待监护仪检测出示值后，记录并计算误差。

7.单次血压最长测量时间检测 将监护仪设置为成人模式，设置血压模拟器输出255/195（215）mmHg。按下监护仪的血压检测键。检测血压值并记录测量时间，测量时间为从加压开始到泄气为15mmHg的时间，测量时间应小于180秒。若机器选择为新生儿，则应选择的测量压力点为120/80（95）mmHg，检测血压值并记录时间，此时的测量时间为从加压开始到泄气为5mmHg的时间。

8.血氧饱和度检测 连接好模拟器与监护仪，在主菜单1按F5键，再通过主菜单2接F3键设置模拟器上血氧饱和度的类型。不同厂家使用的血氧饱和度探头不同，根据监护仪所使用的血氧探头类型设置模拟器上血氧探头类型，之后按F5键，再按F2键设置模拟器上的步进调节。模拟器默认步进为2。按SIM键进入模拟菜单，通过按下O_2+，O_2-键分别设置模拟器的血氧饱和度为80%、85%、90%、95%、98%。记录监护仪的血氧饱和度示值，并计算误差。

（三）常见故障

1.开机无显示 在仪器未通交流电的情况下，检测12V电压是否偏低，若电压偏低，可能为电源板故障或后端负载电路故障引起。

（1）外接电池时，出现上述现象的原因可能是监护仪在电池供电状态且电池电量基本耗尽时，交流电输入未正常工作，可能是220V电源插座本身无电，或保险丝烧断。

（2）未外接电池时，判断可能是充电电池损坏，或电源板、充电控制板故障导致无法充电。

2.白屏和花屏 说明显示屏有逆变器供电，但是无主控板的显示信号输入。可在机器后面VGA输出口外接显示器。若VGA输出正常，可能屏坏或屏到主控板接线接触不良；若VGA无输出，可能为主控板故障。

3.ECG无波形

（1）检查所有心电导联外接部位与人体相接触的三、五根延长线到心电插头上相应的三、五根触针之间应导通，若电阻为无穷大表明导联线断路，则应更换导联线。

（2）如心电显示波形通道显示"无信号接收"，则表示心电测量模块与主机通讯故障。

4.心电波形杂乱

（1）首先排除来自信号输入端的干扰，如患者运动、心电极片失效、心电导联线老化、接触不良等。

（2）若接地也无法排除干扰，可能是来自机器内部的干扰，如心电板屏蔽不好等原因。此时应尝试更换配件。

（3）将滤波模式调至"监护"或"手术"效果稍好，这是因为这两种模式下滤波带宽较宽。

5.心电基线漂移

（1）检查电极片质量以及人体接触电极片的部位是否清洗干净。解决方法是更换良好的电极片，或清洗人体接触电极片的部位。

（2）检查仪器使用环境是否潮湿，仪器内部是否受潮。解决方法是将仪器连续开机24小时，自身排潮。

6.呼吸信号太弱　检查心电电极片是否正确放置，电极片质量以及人体接触电极片的部位是否清洗干净。

7.血氧饱和度无数值

（1）换一个血氧探头，若仍无数值，可能是血氧探头或血氧延长线故障。

（2）检查血氧探头有无红光闪动，若无闪动表示探头组件故障。

（3）如有血氧初始化错报警，则为血氧板故障。

（4）如血氧显示波形通道显示"无信号接收"，则表示血氧模块与主机通讯故障，可关机后再开机，若仍有此提示，则需更换血氧板。

8.NIBP充气不足　如果在NIBP参数区没有提示消息，则表示系统不存在漏气现象；如果显示NIBP泵漏气，说明气路可能存在漏气故障，此时应检查整个连接是否松动。

第三节　心脏除颤器

PPT

📖 **知识目标**

1. **掌握**　心脏除颤器工作原理。
2. **熟悉**　心脏除颤器的组成。
3. **了解**　心脏除颤器的质量控制方式。

👉 **能力目标**

1. **学会**　规范操作心脏除颤器；合理利用拆装、维护工具对心脏除颤器进行维护保养。
2. **具备**　管路图识读、分析查找并排除故障的能力。

💬 **案例讨论**

案例　一台心脏除颤器出现监视器只显示一条直线、无正常心电波形显示。

讨论　什么原因导致显示异常？如何解决此故障？通过学习心脏除颤器结构及工作原理，详细分析故障产生原因，合理利用工具对故障维修。

微课

心脏除颤器是疾病急救中心、各类各级医院急诊科、ICU、CCU、手术室等医疗机构及抢救现场必不可少的急救设备之一（图5-3）。一些医院的神经内科、老年病房、血液透析中心也陆续配备了这种设备，对于挽救急重症患者的生命有着重要的意义。但由于此类设备不经常使用，有些缺乏检查和保养，出现故障时无法及时排除，直接影响抢救治疗工作的进行。

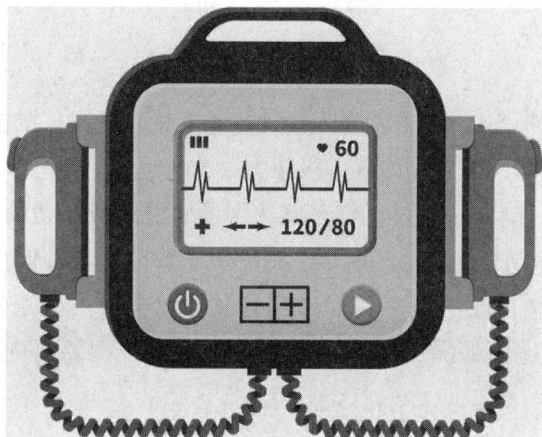

图5-3 心脏除颤器

心脏除颤器分为单相波除颤器、双相波除颤器。双相波除颤器应用广泛，它的电流先单方向流动，然后逆转再流向另一方。对比单相波除颤器使用的单相波技术而言，双相波因峰值电流低、有效电流持续时间长而表现出优越的除颤特性，除颤成功率高、心脏损伤小。大量研究文献表明，双相波对室颤和房颤的治疗成功率都明显高于单相波。

一、工作原理

心脏除颤器是将几千伏的高压存储在大电容中，然后通过放电控制器，在几秒内通过电极板向胸壁或直接向心脏放电，使颤动的心脏全部除极。由于窦房结产生的信号最强，其将重新支配心脏的收缩，从而将各种室上性或室性快速型心律失常（VT/VF）转复为正常窦性心律。

同步型除颤器的除颤脉冲与患者自身的R波同步。一般利用电子控制电路，用R波控制除颤脉冲的发放，使电击脉冲刚好落在R波的下降沿，而不会落在易激期，从而避免心室纤颤。可用于去除心室颤动和扑动以外的所有快速型心律失常，如室上性及室性心动过速、心房颤动和扑动等。进行同步除颤时，心电监护仪上每检测到一个R波，屏幕上都会出现同步标识，充电完成后实施放电时，只有出现R波才会有放电脉冲。

二、质量控制

（一）功能测试

1.除颤器实际输出能量测量 通常设置除颤器的能量为10J、20J、50J、100J、200J、360J及最大功率并依次测出实际输出功率，列成一张对照表，这样既可以使医生比较精确地了解每次除颤给予患者的实际能量，又可以与前一次测试做比较以判断该除颤器工作是否正常。

2.除颤器的放电波形测试 观察其是否与厂商说明书中提供的标准波形相符合，但做此项测试时要利用存储示波器或同步照相机技术。

3.同步触发和延迟时间测试 仅针对有同步功能的除颤器。

4.其他功能测试 包括关机后能否自动通过内部电路进行放电，有同步功能者关机后能否自动从同步恢复到非同步；带有心电放大显示电路及起搏器者则要分别测试心电放大与显示功能及起搏器的功能。便携式除颤器还要检测充电时间，以判断电池是否正常工作，这类仪器应经常插上电源，保持可充电电池电量充足，以应对紧急情况，对镍镉电池还要经常充放电以延长寿命，能量测量和电池检查一般每月一次。

（二）性能测试

1.能量测试 主要检测除颤仪向患者实际释放的电能量。检测仪的能量测试分为两档，0~50J为低量程，50~500J为高量程，最大允许误差极限为 ±5%。

2.最大充电时间测试 检测除颤仪电容充电达到最大能量所耗费的时间。检测规范要求最小充电时间为15秒，1分钟可以充电3次，并可对50Ω负载放电循环操作。

3.内部放电测试 除颤仪充满电后，如果没有及时放电或发生意外断电，为保证仪器操作人员的安全，其能量应通过内部释放电路释放出去，检测规程要求内部释放电量时间应小于2分钟。

第四节　婴儿培养箱

PPT

📖 **知识目标**

1. **掌握** 婴儿培养箱工作原理。
2. **熟悉** 婴儿培养箱的组成。
3. **了解** 婴儿培养箱的质量控制方式。

👉 **能力目标**

1. **学会** 规范操作婴儿培养箱；合理利用拆装、维护工具对婴儿培养箱进行维护保养。
2. **具备** 管路图识读、分析查找并排除故障的能力。

💬 **案例讨论**

案例 一台婴儿培养箱出现设定温度与实际温度不一致的故障现象。

讨论 什么原因导致温度控制异常？如何解决此故障？通过学习婴儿培养箱结构及工作原理，详细分析故障产生原因，合理利用工具对故障维修。

婴儿培养箱是采用对流热调节方式，利用计算机技术对培养箱温度实施伺服控制的设备（图5-4）。主要由婴儿舱、温度控制仪、培养箱机箱、蓝光辐照灯箱等组成。其功能是为早产儿、病弱婴儿和新生儿提供一个类似母体宫腔的环境，主要特点是恒温、恒湿、无噪声，而且由于跟外界隔离，细菌感染少，更利于医护人员对婴儿的观察和治疗。由于婴儿在箱中无需穿衣，医护人员可以随时观察婴儿生命体征的变化。同时，其可以连接各种监护仪器，医护人员可以直接监测婴儿的体温、心率、脉搏、呼吸、血压、脑功能等情况，还可直接对婴儿进行蓝光治疗、拍片等。

婴儿进入箱必须坚持三个原则：一是有需要的婴儿才进婴儿培养箱；二是确保婴儿培养箱运

作正常；三是保证医护人员监控规范。婴儿培养箱依靠电动，必须保证其性能稳定，功能正常，环境符合要求。

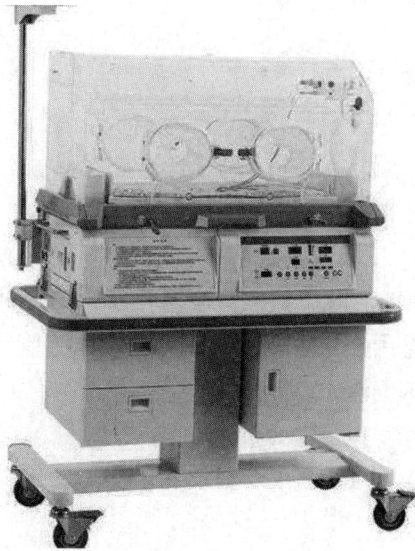

图5-4 婴儿培养箱

一、工作原理

1.婴儿培养箱控制系统采用计算机技术对箱内温度（箱温/肤温）实施伺服控制，根据设置温度与实测温度进行比例加热控制。

2.内部空气采用热对流原理进行调节，营造一个空气和温湿度适宜、温暖舒适，类似母体子宫的优良环境，从而对婴儿进行培养和护理。

3.采用独特的双层恒温罩机构，并且有自动保温风帘，可有效避免打开护理箱时热量散失。

4.婴儿床采用0~5级可调升降机构，便于对婴儿护理，具有较强的临床实用性。开启操作窗和改变床角度均采用了超静音技术，避免因医护人员的护理而影响婴儿的休息或惊醒婴儿。

5.温度控制采用设置温度与实测温度分屏显示方式，操作一目了然。

6.婴儿培养箱具有传感器、超温、电源中断等故障自动报警功能，使产品的安全性和可靠性大大得以提高。

二、质量控制

（一）维护保养的基本要求

1.使用前后应对暖箱进行彻底清洁和消毒。使用中应每日湿式清洁恒温罩内外表面，特殊感染患儿（包括多重耐药菌感染）还应消毒，每周或遇污染时应对婴儿培养箱进行彻底清洁消毒。

2.婴儿培养箱的清洁消毒顺序为先清洗普通婴儿培养箱，后清洗特殊感染患儿使用后的婴儿培养箱，清洁消毒后应对清洗槽、地面等环境进行清洁消毒。

3.婴儿培养箱严禁用75%乙醇擦拭，特殊感染者根据其对消毒剂的敏感性选择消毒剂进行消毒。消毒剂浓度及使用时间应根据污染程度和产品使用说明决定。

4.婴儿培养箱湿化水应使用灭菌水，每日更换。

5.婴儿培养箱的空气过滤材料至少2个月更换一次，破损时随时更换，做好记录。

6.清洁消毒后备用的婴儿培养箱应放在辅助区，注明清洁消毒日期、失效日期、清洁消毒人员姓名及检查人员姓名。推荐有效期为2周，2周之内使用的，可仅擦拭恒温罩内外表面。

7.使用中的婴儿培养箱应注明启用日期。

（二）维护保养的基本流程

1.日常清洗流程

（1）操作者实施卫生洗手，戴一次性乳胶手套。

（2）用灭菌毛巾清水湿润，擦拭恒温罩内侧面。

（3）更换灭菌毛巾。

（4）含有效氯500mg/L的消毒液湿巾擦拭恒温罩外面，30分钟后用清水毛巾擦拭干净。

（5）将水箱取出，排出水箱内余水，用软毛刷在流动水下刷洗干净，灭菌毛巾擦干。

（6）重新装入水箱，注入蒸馏水1000ml。

（7）用含有效氯500mg/L的湿毛巾擦拭箱体表面。

（8）30分钟后用清水毛巾擦拭干净。

（9）整理用物，做好记录。

2.终末清洗消毒流程

（1）拆卸　①切断电源，拔下电源线与皮肤温度传感器的连接。②打开前正门挡板后，取下婴儿床板。③旋转床搁板固定旋钮，使其处于锁开位置。④取下床搁板和床搁板的密封条。⑤取下温度控制仪、栅栏、空气过滤器、空气输入管。⑥在恒温罩上取出操作窗和窗塑料套，取出转动圆窗的窗塑料套。⑦在恒温罩上取出输液软垫。

（2）清洗消毒　①操作者卫生洗手，戴一次性乳胶手套。②切断电源，拔下暖箱上电源插头，推至清洁消毒间，湿式擦拭电线后将电线盘起挂好。③抽屉式水箱与固定式水箱均应先放掉箱内残水后再清洗、浸泡消毒。④打开正门挡板，拆下床单、床罩、床垫。⑤床垫用含有效氯500mg/L的毛巾擦拭，30分钟后用清水毛巾擦干。⑥取出婴儿床，打开恒温罩，取出风帘装置、密封条、床隔板、水箱、空气过滤器、空气输入管、内胆、操作窗的垫圈、圆圈罩、窗塑料套、输液软垫。⑦婴儿床、风帘装置、床隔板、空气过滤器用含有效氯500mg/L的消毒毛巾擦拭。⑧水箱、空气输入管、密封条、操作窗的垫圈、圆圈罩、窗塑料套、输液软垫放入含有效氯量500mg/L的消毒液浸泡30分钟后用清水冲洗，毛巾擦干。⑨用含有效氯500mg/L的消毒液擦拭恒温罩、水槽及空气循环系统、箱体内侧面和外侧面。⑩用含有效氯500mg/L的湿毛巾擦拭箱体表面，包括抽屉和内轮，30分钟后用清水毛巾擦拭干净。⑪用非醇类中性消毒剂浸泡过的布擦拭温度传感器。不可把传感器插头和传感器探头浸入消毒。⑫往水箱内倒入适量的消毒液，彻底清洁水槽所有表面、凹陷的部分，然后排空水箱，倒入清水清洗，最后用干净抹布擦干表面。清洁完毕，按逆时针方向连续旋转水杯直至取出为止，取出后单独清洁。⑬将所有取出用物安装回原位。⑭整理用物、做好记录。

3.使用前测试

（1）传感器报警测试　将标准温度计放置在箱内正中位置，与显示器显示温度做比较，如一致则传感器感温良好，否则更换传感器，同时对患儿要求的湿度、氧浓度进行严格检测。

（2）超温报警测试　是保障患儿治疗安全的非常重要的一个环节。将设置值定在36℃，恒温后，依次快速按加、减键，显示器不显示时提示进入超温实验状态。在这种情况下，温度控制仪与加热器完全脱离，温控仪已失去对加热器的控制，强迫对加热器实施通电加热，十几分钟后，仪器发出超温报警，温控仪显示实时温度，按复位键，超温实验结束。

（3）风机报警测试　检测风机工作状态是否正常，保障热循环系统稳定。当温箱工作时，用手指按住"风机停转"按钮使风机转速降低或停转时，可检测风机报警。

（4）温度偏差报警测试　当温箱工作稳定、显示温度达到设置温度时，打开前板，检测偏差报警。防止温度偏差过大使患儿受到伤害。

（5）断电报警测试　温箱在使用过程中可能会出现电源中断现象，这时温箱应提示断电报警。每次开机前必须检测控温仪中的充电电池是否有效。

第五节　高压氧舱

PPT

📖 **知识目标**

1. **掌握**　高压氧舱工作原理。
2. **熟悉**　高压氧舱的组成。
3. **了解**　高压氧舱的质量控制方式。

👉 **能力目标**

1. **学会**　规范操作高压氧舱；合理利用拆装、维护工具对高压氧舱进行维护保养。
2. **具备**　管路图识读、分析查找并排除故障的能力。

💬 **案例讨论**

案例　一台高压氧舱出现制冷制热时舱内风扇电机不转的故障现象。

讨论　什么原因导致风扇控制异常？如何解决此故障？通过学习高压氧舱结构及工作原理，详细分析故障产生原因，合理利用工具对故障维修。

人体耗氧量最大的器官是心脏，人必须随时从空气中吸收氧气。如果得不到满足，人就会由于缺氧而产生一些疾病，如潜水病、高山病等。高压氧舱是进行高压氧疗法的专用医疗设备（图5-5），实验表明，人在高压氧舱中溶解在血液中的氧随着氧舱的压力增高而增加，在2个大气压的氧舱中吸纯氧后溶解在血中的氧气增加了14倍，而在3个大气压下就增加了21倍。

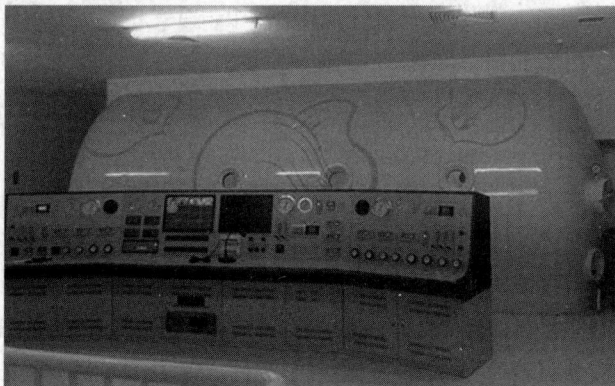

图5-5　高压氧舱

高压氧舱按加压的介质不同，分为空气加压舱和纯氧加压舱两种。高压氧舱的适用范围很广，临床主要用于厌氧菌感染、CO中毒、气栓病、减压病、缺血缺氧性脑病、脑外伤、脑血管疾病等的治疗。

高压氧舱是一种大型系统设备，主要由氧舱舱体、供排气系统、供排氧系统、电气系统、空调系统、监视操控系统及安全系统等组形成。

1.氧舱舱体 是氧舱系统的主要组成部分，包括氧舱壳体、递物筒、舱门、观察窗（照明窗）、安全阀等。氧舱壳体一般为圆柱形，由钢板焊接而成，两端焊接标准椭圆封头，为了保证舱体的刚度，有利于开孔的整体补强的需要，壳体的有效厚度一般较厚。舱体的开孔一般有四种：一是人员出入的舱门；二是在使用过程中传递物品的递物筒；三是观察舱内情况的观察窗和外照明的照明窗；四是所有管路电缆的穿舱件。

2.供排气系统 压缩空气是空气加压舱的加压介质，大气必须经过机械压缩、分离、贮存和净化，压缩空气的质量必须符合《医用空气加压氧舱》（GB/T 12130）标准的规定。压缩空气输入氧舱的过程即是氧舱的加压过程，压缩空气从舱内排出的过程即是氧舱的减压过程。压缩空气的流程中设置了必需的管路、阀门及控制装置。空气压缩机是氧舱供气系统压缩空气气源的动力设备，其主要作用是将大气压缩至一定压力，以满足氧舱内高气压环境的要求。

3.供排氧系统 是直接提供供氧治疗并与安全密切相关的重要部分。它是由氧源、氧气汇流排及氧源控制板、氧气减压器、氧气压力表、氧气流量计、供氧器、呼吸装具及排氧装置等组成。

用于高压氧治疗的氧气源有气态氧（瓶装氧气）和液态氧（液氧贮槽氧气）两种。高压氧舱使用的气态氧常采用容积40L的氧气瓶贮存，由5个或10个氧气瓶集装于氧气汇流排上，经二级减压后再以高于工作舱压0.4~0.7MPa的压力输入舱内吸氧装具，供患者吸氧治疗。氧气汇流排由汇流管、阀件、压力表及管路附件组成。

（1）氧源控制板 为了便于集中操作管理，大、中型氧舱常设有氧源控制板，其主要由高压截止阀、过滤器、双级减压器等组成。其主要功能是将氧源气体过滤、减压，向操作台输送压力安全稳定的氧气。氧源控制板应尽量设置在汇流排近处，以减少高压管路长度。

（2）氧气阀门 在供氧系统中，常使用的阀件有渐开式氧瓶阀、氧气截止阀、节流阀以及直接装在舱外作为应急关闭用的铜质球阀等。《医用空气加压氧舱》（GB/T 12130）规定，供氧系统中，管路及阀件氧气流速应予控制，工作压力高于0.8Mpa的阀门应选用渐开式阀门，可防止高速氧流摩擦过热起火。舱内每路供氧支管的吸氧装具前应设置截止阀。

（3）氧气压力表 是供氧系统中主要的安全附件，用以测量供氧系统各管段的压力。工作人员根据压力表的指示来控制供氧的压力、流量参数，保证整个供氧系统在规定的工作压力下正常供氧。氧气压力表表盘上应标以禁油（红色）字样；氧舱控制台上应设置氧源压力表及供氧压力表，精度不低于1.6级。压力表的最大量程应为最高工作压力的1.5~2.0倍。指示误差应在允许的范围内。

（4）氧气加湿装置 在氧舱吸氧管路中串接一个湿化瓶，氧气从水中通过再供吸用。其结构原理与临床湿化瓶雷同，罐体应能耐压1MPa，保证气密性，罐及其后的管路须以耐腐蚀材料制成。湿化瓶内应盛装清洁饮用水，经常进行清洗，并防止将水冲入管道。

（5）呼吸装具 由吸氧面罩、三通管、进排气单向阀和吸排氧管等组成。现行高压氧治疗均采用双管面罩，一根为吸氧管，另一根为排氧管。吸氧面罩与带有进排气单向阀的三通管相通。吸气时，进气阀开启而排气阀关闭，呼气时反之。

（6）排氧装置 是指将含有高浓度氧的呼气排至舱外的装置。该装置由呼气软管、呼气集气管、排氧总管、呼气流量计和三通阀等组成。《医用空气加压氧舱》（GB/T 12130）规定，患者呼出的废氧应通过排氧管路接至室外，排氧口应高出地面3m以上。舱内排氧管不与舱内接通时，吸氧装具与排氧管路之间应设置截止阀。

4.电气系统　包括供配电装置、应急电源、氧舱照明、通讯装置及接地装置等。

5.空调系统　是医用氧舱重要附属设备之一，空调控制部分应安装在控制台上。舱内禁止安装采用电辅助加热的装置。舱内温度应控制在18~26℃内，温度变化率应不大于3℃/min。氧舱每个舱室应在控制台上配置舱内温度监视仪表，温度仪表示值误差不大于±2℃。温度传感器应置于舱室内两侧的中部装饰板外，并设置保护罩。空调系统的电机应设置在舱外。舱内仅空调工作时的噪声应不大于60dB。

6.氧舱安全附件及消防设施　医用氧舱舱体和配套压力容器上必须装设安全阀、压力表等安全附件。安全阀是一种根据介质工作压力而自动启闭的安全装置，即当气体介质的工作压力超过安全阀设定压力时，安全阀自动开启阀盘，并将过量的空气介质排出。当压力恢复正常后，阀盘又能自动关闭，从而使系统内压力始终保持在允许的压力范围之内。压力表是氧舱系统中主要的安全附件之一，用以测量各工艺阶段的压力。在氧舱系统中通常使用弹簧式压力表。仪表的结构有两种形式：开口式和封口式。开口式压力表只能安装在被测压力容器的外部，压力介质经过螺纹接头通入弹簧管内；封口式压力表又称环境压力表或外界压力表，只能安装在被测容器的内部，环境压力作用在弹簧管的外部。

7.控制台　是氧舱的重要组成部分，是氧舱的控制中心。控制台上一般配备压力表、供电电压表、电源开关、氧舱照明、温控仪、测氧仪、空调系统、加减压系统、吸氧动态显示、时钟、对讲机和应急呼叫装置及彩色闭路电视监视等系统。

一、工作原理

空压机将压缩后的高压空气送入气液分离器，再送入储气罐储存，储气罐内的高压空气经过滤器后供氧舱加压。高纯度的氧气（纯氧）经减压系统送至氧舱控制台，由供氧阀门控制。供氧管与吸氧装置相连，蓝管及三通阀门与面罩相连。

舱内患者吸氧时，面罩内为负压，导致吸氧装置内腔形成负压，压力使膜片下移，阀芯开启，氧气进入吸氧装置，装置内部压力又达到平衡，膜片上移，封住阀芯，吸氧过程完成。

呼气时，进气管闭合，排气管打开，废气由灰色管的排氧系统排出舱外。

二、质量控制

高压氧舱除了常规的周、月、季安全检查和仪表校验外，日常使用的安全维护还应注意以下事项。

1.氧舱开始加压时储气罐供气压力不能低于0.6MPa，舱内压力曲线波动大一般是由于气源压力不足，应及时启动空压机补充气源压力。

2.患者吸氧时若舱内氧浓度升高，应提醒患者插好排氧接头，戴好面罩；同时打开加压阀、开启减压阀，尽量使舱内压力稳定，减少波动。这个过程一般需要0.5小时。导致上述情况可能原因有：面罩未戴好；呼吸调节器漏氧；灰色排氧管未接好；排氧管空气过滤器堵塞；排氧阀（气动薄膜调节阀）未开启或开启程度不足。

3.舱内空调不同于普通空调，其风机电机在舱外，为防止电火花，开启时220VAC不能进舱。遥控器设好温度后，还要开启舱外风机电源。

4.加压时若舱门漏气，可将舱体与舱门接触位置的橡胶垫圈垫高，或将阀门开到最大再关闭，重新压紧垫圈，待新垫圈到货后及时更换。

5.停电时舱内UPS电源给以下装置供电：测氧仪（220VAC）；应急灯（12VDC）；对讲机

（12VDC）；应急呼叫系统（12VDC）；水喷淋系统（12VDC）。

6.氧气调节器内部膜片长期使用后，若出现膜片变形，压动行程不足，供氧通道无法完全闭合，出现漏氧，经反复调整无效就应更换新膜片。

7.消防气水罐内的消防用水应每年更换两次，一般在春秋两季各换1次，以保证罐内水质正常，排水时由于有供气装置，罐内压力高，接上排水管可从气水罐下部排水。加水步骤如下。①关闭绿色供气阀。②打开放气阀。③观察压力表，打开白色供水阀，加到操作台不报警后再加1分钟，使罐内水足量。④关闭供水阀、放气阀，最后开供气阀，等罐内压力达到要求后，关闭供气阀，此时罐内已有足够压力。

8.通过管道色彩识别用途。绿色：供气加压；黑色：减压；灰色：排氧；蓝色：供氧；红色：水喷淋、应急泄压。

9.日常排污：开空压机前应先排污，油水分离器1天排污1次；储气罐夏季半个月排污1次，冬季1个月排污1次；舱体底部排污阀每2个月加压后排污；消防气水罐春末和初秋各排污1次，一般带压力排；冷却器排污2个月1次；排氧管排污口。一般冬季外冷内热，管内可能有冷凝水，应及时排污，夏季无需排污。

10.氧舱舱体检漏：过渡舱和治疗舱的取样阀应长期打开，使测氧仪时刻能取样到新鲜的空气，每次舱体检验前，所有阀关闭，给舱体加压至0.2MPa。当压力达到0.2MPa后，稍等片刻，由于舱内空气冷却降温，舱内压力有所下降（根据n=PV/T，n和V不变，T减小，P也将减小）。可再加压至0.2MPa，此后若能稳定在0.2MPa/h，则舱体无泄漏。

11.测氧仪定标：定标阀打开，测氧仪自动定标，当测氧仪显示的氧浓度波动一段时间后趋于稳定，则定标完成。

12.舱内空调积水在每次加压前应倒掉，防止加压后出现喷淋。

13.调试舱内应急呼叫按钮的灵敏度前，应先在操作台后断开对应的消防水喷淋按钮接线。如若未断开水喷淋按钮接线，触碰水喷淋按钮时会产生喷淋动作，不利于调节应急呼叫感应灵敏度。

只有建立科学完善的使用和维保制度，及时排除氧舱出现的各种故障，严格执行规章制度及安全注意事项，才能确保氧舱安全运行。

第六节　心脏起搏器

PPT

📖 **知识目标**

1.**掌握**　心脏起搏器工作原理。
2.**熟悉**　心脏起搏器的组成。
3.**了解**　心脏起搏器的质量控制方式。

☞ **能力目标**

1.**学会**　规范操作心脏起搏器；合理利用拆装、维护工具对心脏起搏器进行维护保养。
2.**具备**　管路图识读、分析查找并排除故障的能力。

案例　一台心脏起搏器出现有自身激动波（P或QRS）但起搏器未能识别。

讨论　什么原因导致感知不良？如何解决此故障？通过学习心脏起搏器结构及工作原理，详细分析故障产生原因，合理利用工具对故障维修。

　　心脏起搏器是一台高性能微型计算机，由高能电池提供能量，通过起搏电极导线连接于心腔（图5-6）。心脏起搏器可按照患者个体需求，编入程序组发放电脉冲而带动心搏，临床上用于治疗缓慢型心律失常。心脏起搏器呈扁圆形，体积非常小，为40mm×50mm×6mm，重20~30g。心脏起搏器通常埋植在上胸部的皮下囊袋内，其电极导线通过头静脉或锁骨下静脉到达心脏，导线顶端的电极固定在心脏的心内膜面肌小梁内。心脏起搏器发出的电脉冲经电极导线传到心内膜心肌，心肌感受到电脉冲刺激产生收缩。同时，心脏起搏器电极也将心脏的电活动收集起来存入其芯片内，以便随诊时提取分析。

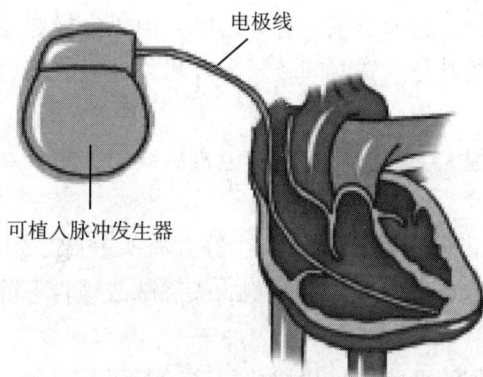

图5-6　心脏起搏器

一、工作原理

　　心脏起搏器定时发放一定频率的脉冲电流，通过导线和电极传输到电极所接触的心肌（心房或心室），使局部心肌细胞受到外来电刺激而产生兴奋，并通过细胞间的缝隙连接或闰盘连接向周围心肌传导，引起整个心房或心室兴奋，进而产生收缩活动。需要强调的是，心肌必须具备兴奋、传导和收缩功能，心脏起搏器方能发挥作用。

（一）基本结构

　　心脏起搏器主要包括两部分：脉冲发生器和电极导线。除起搏功能外，其尚具有将心脏自身心电活动回传至脉冲发生器的感知功能。起搏器主要由电源（即电池，现在主要使用锂-碘电池）和电子线路构成，能产生和输出电脉冲。电极导线是外有绝缘层包裹的导电金属线，其功能是将起搏器的电脉冲传递到心脏，并将心脏的腔内心电图传输到起搏器的感知线路。

（二）基本类型

　　1.根据起搏器的心腔分类　①单腔起搏器：如AAI（R）和VV（R）等，起搏电极导线单独植入心房或心室。②双腔起搏器：如DDD（R），起搏电极导线分别植入心房和心室。③多腔起搏器：如三腔（双心房单心室或单心房双心室）或四腔起搏（双心房＋双心室），此时，起搏电极导线除常规植入右心房和右心室外，通常尚需通过心脏静脉植入电极导线，分别起搏左心房和（或）左心室。

2.根据起搏生理效应分类 ①生理性起搏器：尽量模拟窦房结及房室传导系统的生理功能，提供与静息及活动相适应的心率并保持房室同步，如AAIR和（或）DDDR。②非生理性起搏器：如VVI起搏器，只保证心室按需起搏而房室电机械活动不同步。实际上，起搏治疗都不可能是完全生理的。故严格地说，所有的心脏起搏器都是非生理性的。

3.根据是否具有频率适应功能分类 ①频率适应性起搏器：如常用的AAIR和VVIR及DDDR。②非频率适应性起搏器：如常用的AAI和VVI及DDD。

（三）植入方法

1.临时心脏起搏 有经皮起搏、经食管起搏、经胸壁穿刺起搏、开胸心外膜起搏和经静脉起搏等方法。通常选用股静脉、锁骨下静脉或颈内静脉穿刺送入临时起搏电极导线。发生电极导线移位的情况较永久心脏起搏常见。应加强术后心电监护，包括早期的起搏阈值升高、感知灵敏度改变及电极导线脱位等，尤其是起搏器依赖者。另外，由于电极导线通过穿刺点与外界相通，要注意局部清洁，避免感染，尤其是放置时间较长者。另外，经股静脉临时起搏后患者应保持平卧位，静脉穿刺侧下肢制动。

2.永久心脏起搏 目前绝大多数使用心内膜电极导线。技术要点包括静脉选择、导线电极固定和起搏器的埋置。

（1）**静脉选择** 通常可供电极导线插入的浅静脉有头静脉、颈外静脉，深静脉有锁骨下静脉、腋静脉、颈内静脉。通常首选习惯用手对侧的头静脉或锁骨下静脉，如不成功，再选择颈内或颈外静脉。

（2）**电极导线固定** 根据需要将电极导线放置到所需要起搏的心腔，一般采用被动固定，也可采用主动固定电极导线。

（3）**起搏器的埋置** 起搏器一般埋于电极导线同侧的胸部皮下。将电极导线与脉冲发生器相连，把多余的导线近肌肉面、起搏器近皮肤放入皮下袋。方法是将电极导线从手臂或锁骨下方的静脉插入，在X线透视下，将其插入预定的心腔起搏位置，固定并检测。然后在胸部埋入与电极导线相连的起搏器，缝合皮肤，手术即可完成。

二、质量控制

（一）控制依据

根据《医疗器械监督管理条例》《医疗器械临床使用安全管理规范（试行）》和《关于加强植入性医疗器械临床使用监管工作的通知》（国卫办医函〔2013〕61号）等法律法规对心脏起搏器进行质量控制与管理。

（二）控制重点

主要是建立植入性心脏起搏器临床使用管理制度。

1.从事植入性医疗器械相关工作的临床医生，应当具备相应的专业学历、技术职称或经过相关技术培训，并获得国家认可的执业技术资格。

2.建立植入性心脏起搏器的领用台账。医院使用科室领用植入性心脏起搏器时，应索取产品供货商的合法证件，核对产品的规格、型号、失效期。认真填写领用台账，内容应有：产品名称、领用日期、生产企业、型号规格、生产批号、灭菌批号（灭菌产品）、产品有效期、产品注册证编号、领用科室及领用人、发货人签名等。

3.使用植入性心脏起搏器，使用科室应仔细核对产品标识［品名、规格、型号、生产单位、数量、生产批号、灭菌批号（如有）、序列号等］，应建立产品使用台账。使用记录（病历）应详细记录产品标识［品名、规格、型号、生产单位、数量、生产批号、灭菌批号（如有）、序列号等］，能反映产品的唯一性，满足全过程追踪监测。

4.规范植入性心脏起搏器使用前必须进行医患沟通，征得患者或家属同意，在《植入心脏起搏器使用知情同意书》上签字。

（1）术前谈话中应说明选择的类型，使用的目的、价格、不良反应，以及患者的病情、医疗措施、医疗风险，如实向患者告知，同时在《植入心脏起搏器使用知情同意书》上签字。知情同意书的内容包括：使用心脏起搏器的益处和可能发生的风险及发生风险后的处理内容。手术室核对并记录保存所植入心脏起搏器的基本信息：产品名称、规格型号、生产企业、生产批号、灭菌批号（灭菌产品）、产品有效期、产品注册证编号、检验合格报告、领用日期、手术日期、手术医生姓名、患者姓名（患者联系地址、联系电话）。

（2）术中所用植入性心脏起搏器的产品合格证应粘贴在手术记录中。

（3）手术医生按照产品的设计和使用要求进行植入安装和记录；手术室人员填写手术记录单；临床使用科室手术后及时填写《心脏起搏器使用登记表》，并与病历一同保存；器械商技术人员跟台，填写《心脏起搏器使用验收登记表》附手术医生签名提交至药械科，药械科填写《心脏起搏器登记表》一并存档。

（4）手术后，药械科和手术室及时做好使用记录（病历）登记工作，登记内容有：患者姓名、住院号、产品标识［品名、规格、型号、注册证号、生产单位、数量、产品编号、生产批号、灭菌批号（如有）、序列号等］，供应商名称、手术室负责人等情况，能反映产品的唯一性，满足全过程追踪监测；登记本原始记录保存期限至少超过产品有效期一年，一次性使用无菌医疗器械原始记录保存期为两年，永久性植入产品记录保存期限为永久，以备产品追溯，同时进行质量跟踪。

（5）及时了解患者使用植入性心脏起搏器情况，通过电话、门诊等方式进行回访，并做好咨询工作和质量跟踪，及时对医院出院患者跟踪随访，并填写《出院患者跟踪随访登记表》。随访方式包括电话随访、接受咨询、上门随诊、书信联系等。随访的内容包括了解患者出院后的治疗效果、病情变化和恢复情况，为患者提供如何康复、何时回院复诊、病情变化后的处置意见等专业技术性指导。随访时间应根据患者病情和治疗需要而定。

5.建立健全植入性心脏起搏器临床使用安全事件的日常管理、监测工作，并主动或定期向县、市以上卫生行政部门、食品药品监督管理部门上报医疗器械临床使用安全事件监测信息和不良反应。

（1）定期开展对使用者的随访工作。发现产品质量问题引起的死亡或严重伤害不良事件，必须在不良事件发生后24小时内先以电话或传真形式上报所在地药品食品监督管理局和卫生局。

（2）调查、分析不良事件发生原因，包括：产品原因、医生操作原因或患者自身原因，并在5个工作日内填写《医疗器械不良事件报告表》报市药监局，经市局确认后向省药监局报告。

（3）将医疗器械不良事件情况如实向医疗器械生产、经营企业通报，并协助医疗器械生产、经营企业调查不良事件。

岗位对接

本章是医疗器械类专业学生必须掌握的内容，从事医疗设备临床工程师相关岗位的从业人员均需掌握相关设备的维护与管理、设备的质量控制，熟知院内感染控制等内容，要关心和收集相关医疗设备发展动态的信息，为成为合格的医疗设备维护工程师奠定坚实的基础。

本章小结

其他设备	输液泵	静脉输液、泵装置、监测装置
		操作注意事项、故障措施排除
	多参数监护仪	心电信号、心率、血氧饱和度、血压、呼吸频率和体温测量
		控制检测依据与要求、常见故障排除
	除颤仪	单相波除颤、双相波除颤
		除颤器的功能测试、除颤器的性能测试
	婴儿培养箱	对流热调节、双层恒温
		日常维护保养、使用前测试
	高压氧舱	高压氧舱舱体、供排气系统、供排氧系统、电气系统、空调系统、监视操控系统及安全系统
		高压氧治疗中的安全问题、医用高压氧临床质量控制
	心脏起搏器	脉冲发生器、电极、多腔起搏器
		加强植入性医疗器械质量管理方法

实训一　婴儿培养箱规范操作

【实训目的】

掌握婴儿培养箱的使用方法；婴儿培养箱的使用目的和适应证。

【工具准备】

婴儿培养箱。

【操作步骤】

1.评估患儿的孕周、出生体重、日龄、新生儿评分结果与生命体征。

2.保证环境安静、安全、整洁，温、湿度适宜。

3.护士应服装整洁、修剪指甲、洗手、戴口罩。

4.确保患儿家长了解使用暖箱的目的。

5.患儿入箱前准备

（1）核对患儿床号、姓名或腕带信息及医嘱，必要时核对其家长姓名。

（2）用盛水量杯取适量蒸馏水加入婴儿培养箱水槽中至水位指示线，并加蒸馏水于湿化器水槽中。

（3）接通电源，打开电源开关，将预热温度调至28~32℃。

（4）调整温湿度控制旋钮，维持箱内湿度在55%~65%。

6.将患儿置于婴儿培养箱内。

7.患儿出箱条件

（1）患儿体重达2000g或以上，体温正常。

（2）在室温24~26℃的情况下，患儿穿衣在不加热的婴儿培养箱内能维持正常体温。

（3）患儿在婴儿培养箱内生活了一个月以上，体重虽不到2000g，但一般情况良好。

【实训提示】

在实际操作中，应首先注意了解患儿的孕周、出生体重、日龄、新生儿评分结果与生命体征，必须告知患儿家长操作目的，向其解释，取得配合。注意患儿入箱前准备，将患儿置于婴儿培养箱内，记录入箱时间和体温，观察并记录患儿进入婴儿培养箱后的反应和生命体征。

【实训总结】

操作结束后，总结带教老师在布置任务时的重点，记录自己在实训过中的收获。

实训二　监护仪规范操作

【实训目的】

1.掌握监护仪的使用步骤及要点。

2.熟悉监护仪使用的适应证。

【工具准备】

心电监护仪一台；配套的心电、血压插件导线、血压计袖带各一套；电极片3~5个；生理盐水棉球数个；纱布数块等；血氧传感器等。

【操作步骤】

1.评估患者的诊断、病情、心理反应、合作程度。

2.保证环境安静、安全、整洁，温湿度适宜。

3.护士应服装整洁、修剪指甲、洗手、戴口罩。

4.确保患者了解心电监护的目的、注意事项、配合要点。

5.备齐用物推至床旁，插上电源，将各监护线插入对应插口，患者平卧位或半卧位，解开衣服，暴露胸部。

6.安放电极

（1）用生理盐水棉球擦拭胸部贴电极处皮肤。

（2）5个监护电极分别放在右上（RA），锁骨下靠近右肩；左上（LA），锁骨下靠近左肩；左下（LL），左下腹；右下（RL），右下腹；中间（V），胸骨右缘第四肋间。电极连线的颜色依次是白、黑、红、棕、绿。

（3）电极导线应妥善放置，以防拉脱、折断等情况发生。

7.连接血氧饱和度传感器，将血氧饱和度传感器安放在手指尖处，指甲向上紧贴，电缆平放在手背上。

8.无创血压的监测　将袖带测压管与监护仪无创血压模块连接，将袖带缠绕在肘窝上2~3cm处。

9.打开监护仪，调节各参数。

（1）调节血压参数　设定自动和手动模式，自动测量间隔时间及收缩压、舒张压、平均动脉压的报警上下限。

（2）调节心电图参数　设定心电图波形大小；心率报警的上、下限。

10. 整理用物，为患者穿好衣服，盖好被子。

11. 观察并记录患者的心率、脉搏、血压、血氧饱和度。

【实训提示】

在实际操作中，应充分了解患者的诊断、病情、心理反应、合作程度，告知患者操作目的，向其解释，取得配合；将备齐用物推至床旁，把各监护线插入对应插口，安放电极，连接血压袖带及血氧饱和度传感器等，进行无创血压监测，打开监护仪，调节各参数，观察记录。

【实训总结】

操作结束后，总结带教老师在布置任务时的重点，记录自己在实训过中的收获。

实训三　输液泵规范操作

【实训目的】

1. 掌握输液泵操作步骤及要点。

2. 了解输液泵使用的适应证。

【工具准备】

注射盘内放：皮肤消毒液，2%碘酊、75%乙醇或0.5%碘伏；无菌棉签；泵管一条；输液泵一台。

【操作步骤】

1. 评估患者的诊断、病情、心理反应、合作程度，询问用药史、过敏史、家族史。

2. 保证环境安静、安全、整洁，温湿度适宜。

3. 护士应服装整洁、修剪指甲、洗手、戴口罩。

4. 确保患者了解输注的药物、目的、注意事项、配合要点。

5. 检查输液泵电路、电源和仪器状态。

6. 核对药物、配置药液。

（1）根据医嘱在治疗室准备药液，检查药液质量有无变质、变色、浑浊、瓶口有无松动、有效期。

（2）检查无误后，按无菌操作原则配置药液，在瓶签上注明姓名、床号、添加药物名称、剂量，请第二人核对。

7. 备齐用物，携至患者床旁。

（1）再次核对药物、患者基本信息。

（2）告知患者有报警信号及时通知医务人员及使用药物的特殊性，不能擅自调速的原因。

（3）协助患者取舒适体位。

8. 固定输液泵，连接输液泵管。

（1）输液泵固定于固定架上，连通电源。

（2）检查泵管的完整性、有效期。输液泵管最好选用透明度良好的专用管。

（3）常规消毒液体瓶塞，连接好输液泵管，并将泵管充满液体，排净空气。一般要求输液瓶高于输液泵30cm，输液泵高于患者心脏30cm，以确保输液效果。

（4）打开输液泵门，把排好气的输液泵管置于输液泵槽内感应器处，并妥善固定好，关门。

9. 设置输液泵参数　打开电源开关，根据医嘱设置参数，先调定输液总量，调定每小时输液量，开启动键，开始滴注。

习题

一、单项选择题

1. 起搏器置入时对心房P波振幅的要求（　　）
   A.>1.5mV　　　　　B.>1.0mV　　　　　C.>2.5mV　　　　　D.>2.0mV

2. 起搏器置入时对心室R波振幅的要求（　　）
   A.>3.5mV　　　　　B.>5.0mV　　　　　C.>6.5mV　　　　　D.>8.0mV

3. 安全起搏是为了避免以下哪种情况（　　）
   A.心室交叉感知　　　B.心房交叉感知　　　C.电池电量下降　　　D.电磁干扰

4. 以下哪种情况可以鉴别电极导线断裂和绝缘层破裂（　　）
   A.起搏功能障碍　　　B.感知功能障碍　　　C.电极导线阻抗改变　　D.起搏方式改变

5. 以下哪项不能作为频率适应性起搏的感知器（　　）
   A.体动感知器　　　　　　　　　　　B.加速度感知器
   C.经胸阻抗感知器　　　　　　　　　D.中心静脉压感知器

6. 输液泵是一种机械或电子控制装置，它通过作用于（　　）达到控制输液的目的
   A.输液导管　　　　　B.排气管　　　　　C.静脉　　　　　　D.动脉

7. 输液泵常用于需要严格控制（　　）的情况，如应用升压药物、抗心律失常药物、婴幼儿静脉输液或静脉麻醉
   A.输液量　　　　　　B.药量　　　　　　C.输液量和药量　　　D.速度

8. "FLOW ERR"报警指示灯闪烁时提示（　　）
   A.输液管路阻塞　　　　　　　　　　B.泵门未关闭
   C.滴数传感器探测到流量错误　　　　D.电源故障

9. 使用输液泵，滴数传感器应安装在（　　）
   A.滴管顶端　　　　　　　　　　　　B.滴管中部
   C.滴口与壶内液面之间　　　　　　　D.滴管底部

10. 使用输液泵时，输液参数的输入仅能在输液（　　）的状态下进行
    A.开始　　　　　　　B.停止　　　　　　C.关机　　　　　　D.结束

11. 三导联中的负极接在（　　）位置
    A.右锁骨中线　　　　　　　　　　　B.左锁骨中线
    C.左腋前线第四肋间　　　　　　　　D.剑突下偏右

12. ECG可以测量以下哪个参数（　　）
    A.心率　　　　　　　B.血压　　　　　　C.血氧　　　　　　D.脉率

13. 遇到机器报警时先要（　　）
    A.查看机器报警信息　　B.拆机维修　　　　C.继续使用　　　　D.马上断电

14. 关于心电附件的使用介绍不正确的是（　　）
    A.使用乙醚和无水乙醇清洁皮肤
    B.剔除电极安放处的体毛
    C.安放电极前，让皮肤完全干燥

D. 每天应定期检查电极安放位置的皮肤，若出现过敏迹象，应每24小时更换电极或改变安装位置

15. 关于电池的保养，说法错误的有（　　　）

A. 如果监护仪长期不使用，电池可以留在监护仪中

B. 不得在进行监护工作时，将电池从电池槽中取出

C. 第一次使用电池时，应优化电池

D. 随着时间的推移和电池的使用，电池的实际存储容量将有所减少

16. 氧气加压舱急排放应能使最高工作压降至表压0.01MPa的时间不超过（　　　）

A.1分钟　　　　　　　B.1.5分钟　　　　　　　C.2分钟　　　　　　　D.2.5分钟

17. 高压氧治疗的含义是（　　　）

A. 在常压下呼吸纯氧

B. 在超过常压的环境下吸30%以下浓度的氧气

C. 在超过一个大气压的密闭环境下呼吸纯氧或高浓度氧气

D. 在超过一个绝对大气压的环境下吸氧与CO_2的混合气体

18. 每次治疗完毕，舱内的紫外线空气消毒时间是（　　　）

A.10分钟　　　　　　　B.20分钟　　　　　　　C.30分钟　　　　　　　D.1小时

19. 高压氧治疗时临床上常用的压力单位是（　　　）

A. 大气压　　　　　　　B. 表压　　　　　　　C. 绝对压　　　　　　　D. 附加压

20. 温度不变时，气体的体积（V）与压强（P）的关系是（　　　）

A.V1/V2=P2/P1　　　　　　　　　　　　　B.V1/V2=P1/P2

C.V1/V2=K（P2/P1）　　　　　　　　　　　D.V1/V2=K（P1/P2）

二、简答题

1. 多参数监护仪常见参数报警设置原则是什么？

2. 同步电除颤与非同步电除颤的选择依据是什么？

3. 输液泵应用的目的是什么？

参考答案

第一章

1.A 2.C 3.D 4.A 5.A 6.D 7.D 8.C 9.D 10.B 11.B 12.C 13.D

第二章

1.C 2.C 3.B 4.D 5.A 6.B 7.D 8.C 9.A 10.B

第三章

1.D 2.C 3.A 4.B 5.B 6.B 7.D 8.D 9.B 10.D 11.A 12.D 13.D 14.D 15.C
16.C 17.C 18.B 19.A 20.D

第四章

1.C 2.B 3.D 4.B 5.D 6.D 7.D 8.C 9.B

第五章

1.C 2.B 3.A 4.C 5.D 6.A 7.C 8.C 9.C 10.B 11.A 12.A 13.A 14.A 15.A
16.A 17.C 18.C 19.C 20.A

参考文献

[1] 龙村. 体外循环手册 [M]. 北京：人民卫生出版社，2005.

[2] 黄毅林. 医用电动仪器原理构造与维修 [M]. 北京：中国医药科技出版社，1999.

[3] 贾建革. 医用电气设备电气安全检测技术 [M]. 北京：中国计量出版社，2010.

[4] 于辛迪，王伟，沈佳，等. 心脏术中体外循环意外及故障发生的原因分析与探讨 [J]. 中国体外循环杂志，2011，9（3）：138-141.

[5] 郭勇. 医学计量 [M]. 北京：中国计量出版社，2002：190-233.

[6] 段大为，陈德风，张铁柱，等. 体外循环意外原因分析及预处理对策 [J]. 第四军医大学学报，2002，23（2）：129-130.

[7] 钱金兰，徐新根，徐凌峰，等. 体外循环中动静脉血氧饱和度监测的临床意义 [J]. 临床外科杂志，2002，10（6）：378-379.

[8] 武文君. 多参数监护仪质量控制检测技术 [M]. 北京：中国计量出版社，2010：148-149.

[9] 朱蕾. 机械通气 [M]. 4版. 上海：上海科学技术出版社，2016.

[10] 张学龙. 医疗器械概论 [M]. 北京：人民卫生出版社，2011.

[11] 张臣舜. 呼吸机应用与维修 [M]. 昆明：云南科技出版社，2011.

[12] 周忠喜. 医用治疗设备 [M]. 北京：人民卫生出版社，2011.

[13] 李庆华，肖剑军. 呼吸机临床应用问答 [M]. 北京：人民军医出版社，2005.

[14] 宋志芳. 呼吸机治疗手册 [M]. 北京：北京科学技术出版社，2012.

[15] 贾建革，赵鹏. 医用输液泵、注射泵质量控制检测技术 [M]. 北京：中国计量出版社，2010.

[16] 李晓欧. 多参数监护仪原理与实践 [M]. 上海：上海交通大学出版社，2013.

[17] 贾建革，武文君. 监护仪质量控制检测技术 [M]. 北京：中国计量出版社，2010.

[18] 毛坤剑，许新建，汤栋生，等. 心脏除颤器和（或）除颤监护仪的临床应用质量控制 [J]. 中国医学装备，2018（07）.

[19] 刘文，李咏雪. 婴儿培养箱质量控制检测技术 [M]. 北京：中国质检出版社，2012.

[20] 毛方管. 高压氧舱技术与安全 [M]. 上海：第二军医大学出版社，2005.

[21] 朱剑铭. 医用高压氧舱实用维护技术问答 [M]. 上海：上海交通大学出版社，2015.

[22] 宿燕岗，葛均波. 心脏起搏器新功能解析 [M]. 上海：上海科技出版社，2009.

[23] 于波，曲海波. 心脏起搏器医患问答 [M]. 北京：人民军医出版社，2009.